愛犬と一緒に メタボ運動

あなたと愛犬の体力づくり　一石二鳥の運動療法

著者 **カレン・サリバン**
翻訳 **出田 陽子**

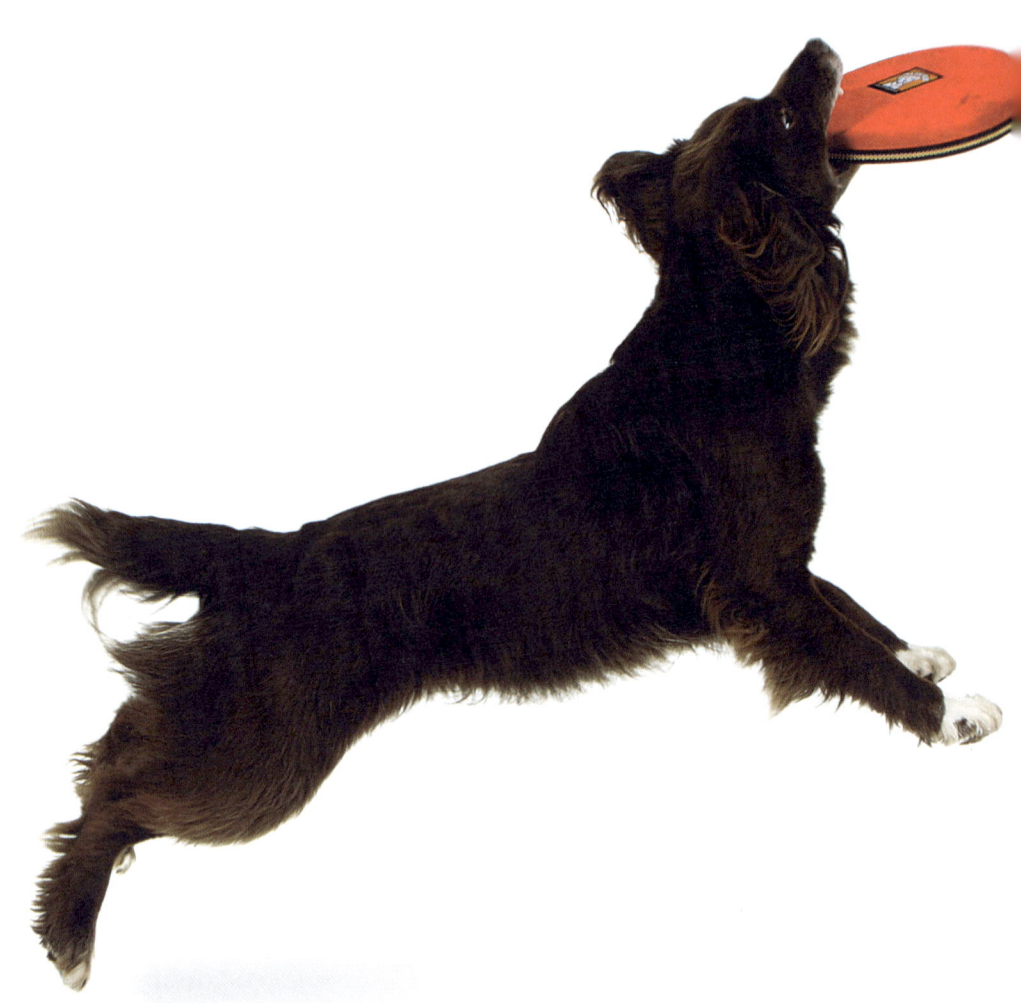

Get Fit With Your Dog

A COMPANION GUIDE TO HEALTH

KAREN SULLIVAN

Copyright © Ivy Press Limited 2008

This book was conceived, designed, and produced by **Ivy Press**

Picture credits

Cover Image by LWA-Dann Tardif/Corbis

Alamy/Snappdragon: 21; Seb Rogers: 94; tbkmedia.de: 100; Jack Merritt: 103; Alaska Stock LLC: 107.

Corbis/Pat Doyle: 10; Creasource: 20; LWA-Dann Tardif: 24; Duncan Maxwell/Robert Harding World Imagery: 65; Richard Hamilton Smith: 97; Dylan Ellis: 102.

Getty Images/Peter Cade: 7, 48, 63; David Sacks: 12; Gazimal: 15; BLOOMimage: 22; DAJ: 32; GK Hart/Vikki Hart: 35; Douglas Menuez: 51; Brian Stablyk: 52; Digital Vision: 61; Gerard Fritz: 66; Steven Puetzer: 68; Tim Platt: 72; Noah Clayton: 104; Jo Sax: 105.

iStockphoto/Richard Chaff: 55; Waltraud Ingerl: 70; Sue McDonald: 101; Donna Heatfield: 106.

Photolibrary/Phototake Inc/David Falconer: 62; BrandX Pictures/Solstice Photography: 99.

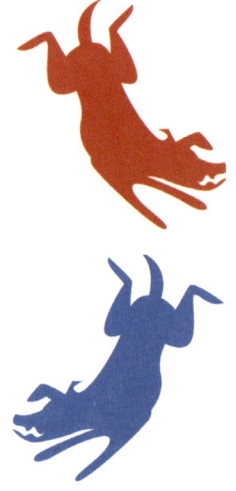

目次

はじめに 6
まえがき 8

プログラムを開始する前に 10
なぜ体力づくりが必要か 12
運動の効果 14
犬に対する効果 16
あなたの体形 18
あなたの年齢 20
愛犬の体形 22
あなたは過体重か 24
愛犬は過体重か 26
ライフスタイルに関する質問表 28

プログラムの開始 32
準備 34
あなたの適正栄養量 36
犬の栄養量 42
スタート 48
ペースアップ 50
犬が運動に慣れていない場合 52

犬がもっと運動したがる場合 54
あなたと犬のプログラムを一体化させる 56
ウオーミングアップ 58
ウオーキング 60
長距離ウオーキング 64
ジョギング 68

ステップアップ 72
フェッチ・アンド・キャリー 74
ボールで遊ぼう！ 78
一緒にアジリティ 82
自転車やインラインスケートを
　　　使ったトレーニング 94
水中トレーニング 98
クールダウン 102
プログラムを継続させるには 104
変化をつける 106
高齢犬の場合 108

索引 110

はじめに

　愛犬（猫）家でアウトドア派の私は、本書のテーマに強い関心を持っています。私は人生のほとんどの期間を犬たちとともに過ごしてきました。犬たちはいつも外出、ハイキング、そして、私1人では足をのばそうとは思わないような場所を訪れるありがたい口実になってくれています。また、外出する気が全く起こらない時、犬たちの存在のみが外に出て活動する動機づけとなることもありました。
　私は獣医師として、人間と犬が一緒に体力づくりをするという発想に大変な関心があります。獣医師はペットにとって適正な体重や身体状態を判断する訓練を受けていますので、ペットが過体重または体重不足であることに気づいた時には、そのことを飼い主に伝える義務があります。お察しのとおり、過体重である場合がほとんどです。私はそのことを飼い主に説明する時、ペットが過体重と聞いて驚く人、ペットが過体重とは信じない人、過体重を心配する様子がない人が多いと感じてきました。また、診察をとおして、ペットが過体重の場合、飼い主もまた過体重である場合が多いとも感じてきました。このことは厄介な状況を生み出しています。なぜなら、単にペットの間食を減らしたり食事を変えたりすることでは問題を解決できないからです。
　本書は、人々が自分と愛犬の体形、体重、食習慣および体力レベルを把握し、できる限り客観的に評価するための第1歩として最適な書です。人間に役立つ評価ツール、栄養に関するヒントや運動に関するアイデアに、犬に役立つ確かなヒントや助言が織り交ぜられています。適正体重を達成すれば、活力や俊敏性の向上を実感でき、無数の生理的効果を得ることができます。しかし、そのような効果がフィットネスプログラムを開始するモチベーションとして十分でないとしても、ペットにも同様の効果があることがわかれば、モチベーションを一層高めることができるでしょう。
　私自身、愛犬との散歩中であっても近道をしたり、できるだけ平坦な道を選んだりする時があることを否めません。本書は、体力レベルと運動に対する意識の両方を日常的に高めるための手段として、良識あるヒ

ント（さまざまな地形を歩く、歩数計を付けるなど）が示されている点で高く評価できます。つまり、歩き方を変えるだけで、簡単にトレーニングをレベルアップできるのです。

　体力づくりは、人間にも犬にも一朝一夕で成し遂げられることではありません。それどころか、運動、栄養、ライフスタイルをいくつかの習慣とともに変化させる必要があります。本書には、犬と人間がより健康的な生活を送ることができるよう、体力レベルを評価しフィットネス計画を開始・作成するための素晴らしい方法が提案されています。犬は"人間の最良の友"と呼ばれてきましたが、今こそ、私たち人間が"犬の最良の友"となる時です。

ジャネット・トビアッセン
獣医師　About.comガイド（www.about.com）

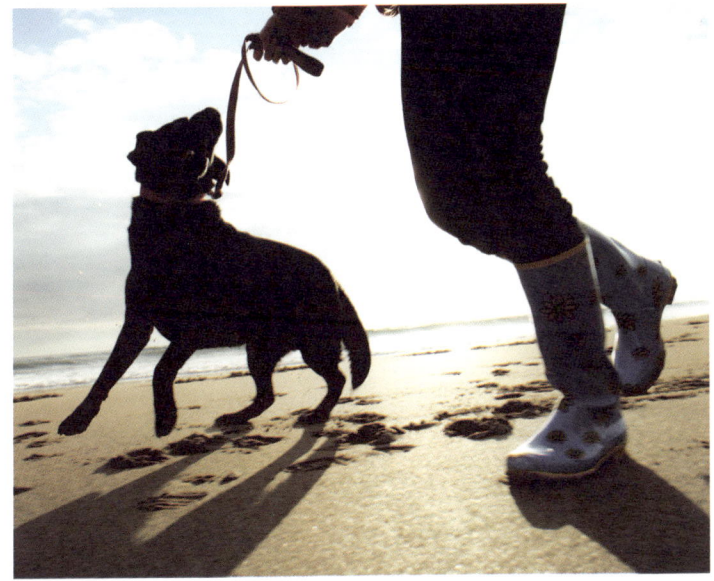

左　元気いっぱいの犬は、外出の動機や、あなた1人では足をのばそうとは思わないような場所を訪れる動機づけとなる絶好の存在です。

まえがき

下 愛犬の食事にちょっとした変化を加えるだけで、心身の健康に劇的な影響が生まれます。

この数年間、ウエストの増加とそれに関連する健康問題は国際的な懸念材料となっています。米国では現在、過体重または肥満の比率が成人の70％以上、小児の30％以上にも達し、もはや流行病の域に達したとの公式見解が出されています。メディアの幅広い関心、政府の主導、フィットネス・食品業界、医師、医師会や消費者グループによる教育活動を以ってしても、その勢いはとどまるところを知りません。

肥満化が進行し、衰弱性の健康障害に苦しんでいるのは人間だけではありません。私たちのペットも同じ運命に苦しんでいます。最近の統計によれば、犬（猫）全体に占める過体重または肥満の比率は40％を超えています。米国最大で最も古いペット健康保険の提供者である獣医ペット保険（Veterinary Pet Insurance、VPI）の調査によると、ペットの肥満関連の保険金請求に対する昨年の支払額は1400万ドルを上回りました。肥満関連の保険金請求は、VPIに対する2006年の医療保険金請求の7％を占めました。

動物を愛するカウチポテト族は、不健康な習慣をペットに押しつけている、つまり、ペットの健康を害し寿命を縮める可能性のあるライフスタイルを選択しているにほかなりません。あなたと愛犬が最後に近くの公園で息が切れるまで運動したのはいつでしたか。あなたと愛犬は間食やごちそうの誘惑に打ち勝つことができますか。愛犬の胴回りはあなたのウエストと同じペースで増え続けていませんか。あなたと愛犬を健康問題が絶え間なく苦しめ、活力に満ちた意欲的な生活をが失われていませんか。これらの質問に対する答えがひとつでもイエスなら、本書はあなたに役立つはずです。

ライフスタイル（毎日の食事や運動）にちょっとした変化を加えるだけで、心身の健康に劇的な影響が生まれます。その過程であなたと愛犬は減量に成功し体力をつけることができるばかりでなく、両者の絆が深まり、長生きできる可能性も高まります。

　犬との生活は実りと大きな喜びをもたらします。本書全体をとおして示すレッスン、ヒントおよびアイデアはあなたに必要なすべての情報を提供します。あなたは最小限の努力で、さまざまな運動を楽しみながら、余分な体重とサイズを安全かつ効果的に少しずつ落としていくことができます。さあ、リラックスして本書を読み進めてください。愛犬とともにさまざまなレベルの健康を増進するのに最適な方法がみつけられるはずです。そして、変化が起こりはじめるのを期待して待ちましょう。あなた自身を、そして愛犬を愛していますか。今こそ、あなたが愛犬とともに未来を過ごせること、そしてともに過ごす未来をいかに大切に思っているかを示す時です。

左 愛犬と一緒に毎日遊び、運動することは、あなたと愛犬の絆を深めるのに役立ちます。

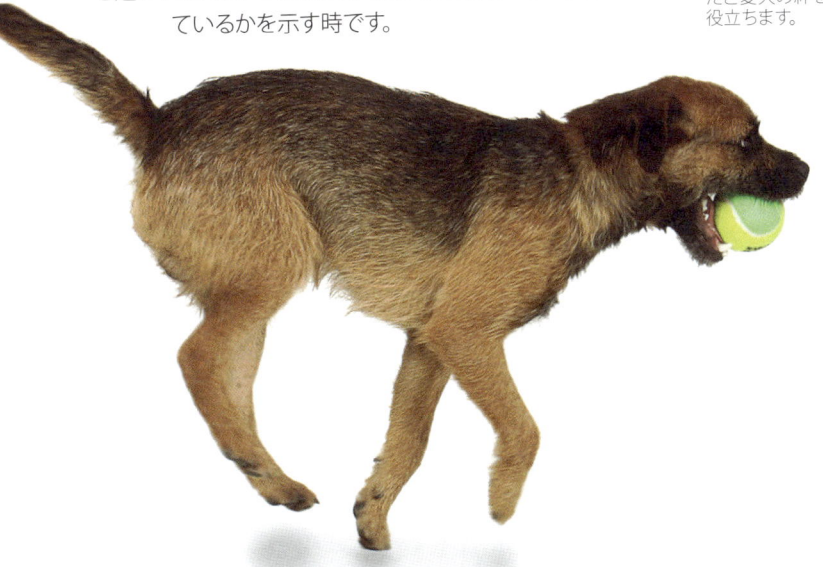

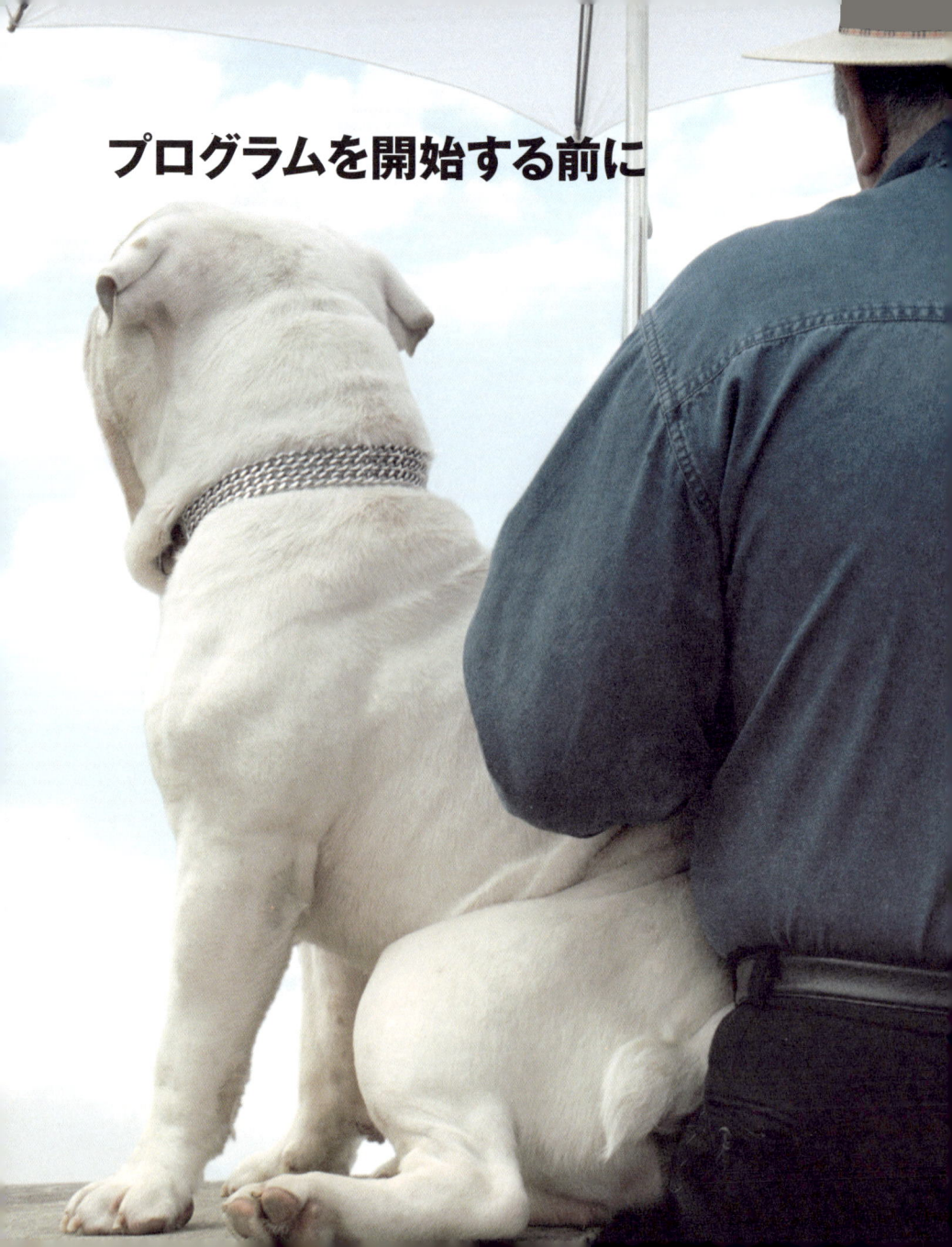

プログラムを開始する前に

ほとんどの成人が自分の正確な体重を把握していないこと（実際の体重より25％以上も軽いと考えている場合も少なくありません）、また、自分には"十分な体力がある"と根拠もなく信じ込んでいることが研究により示されています。その上、大多数の犬の飼い主は、別の理由で獣医師を受診するまで愛犬が過体重であるかどうかを知らずに過ごしています。私たちが共通して持つ自己欺まんの能力は、健康に深刻かつ長期的な問題をもたらすおそれがあります。今こそ問題を直視する時です。

　第一に、あなたと愛犬は過体重でしょうか。あなたの体力レベルは年齢・体格からみて適正でしょうか。過剰な体重とサイズはあなたの現在の生活と将来の生活にどのような影響を及ぼすでしょうか。あなたは現実から目をそむけますか。

　姿勢を正して注目してください。この項では、あなたと愛犬が健康的なライフスタイルを送っているかどうか、また、あなたと愛犬の脇腹のぜい肉、出っ張ったお腹、たるんだ腹筋が将来危険をもたらすか否かを評価するいくつかの方法を見ていきましょう。あなた（と愛犬）のライフスタイルの問題点を突き止めるための総合的な質問表のほか、あなたと愛犬が本当に過体重か否か、また、過体重である場合にはその程度を確認するためのいくつかの簡単な方法をご紹介します。そして、これはおそらくもっと重要な点ですが、あなたと愛犬に体力づくりが必要な真の理由が単に過剰な体重を落とすことでなく、充実した生活を送ることにあるという点を考えていきましょう。

なぜ体力づくりが必要か

体力とは、外見がスマートなこと、ウエストが細いことや、筋肉が盛り上がっていることを意味するのではありません。体力とは、身体活動時に身体から最大限の機能を引き出させ、減量あるいは健康体重の維持に役立つ要因を総合したものを意味します。

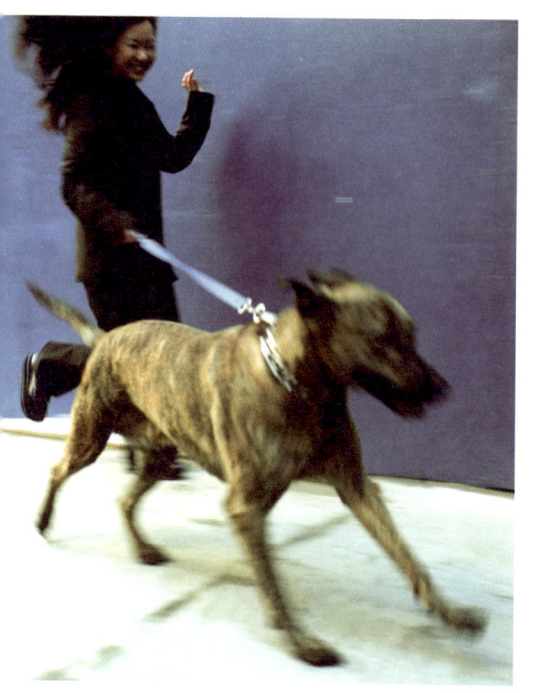

上 運動に熱心に取り組むペットと一緒なら、あなた1人で運動する場合に比べ目標達成を大幅に早めることができます。

　体力には全身(心肺機能、筋肉、持久力、精神能力)が含まれます。体力がある人々は、体力がない人々と比較してスタミナ、筋力および柔軟性があります。さらに、体力があると、気分が高まり、記憶、集中力といった認知機能が良好な状態に保たれます。体力がないことは、必ずしも不健康であることを意味しません。しかし、体力がないと、心疾患、糖尿病といった多くの疾患のリスクが増大し、日常の生活動作を容易にこなすことが難しくなります。

体重を監視しよう

　体力が低いことの最も危険な影響のひとつは、過体重または肥満になる危険があることです。過体重と肥満はあらゆるレベルの健康に悪影響を及ぼし、生命を脅かします。過体重はそれ自体、世界保健機関により疾患とみなされていますが、そればかりでなく他の多くの疾患にも関与します。過体重が関与する疾患の多くは衰弱性の疾患で、なかには致命的な疾患もあります(次のページを参照)。

犬も肥満の流行と無縁ではありません。飼い主と同様、犬も過食、間食し過ぎ、不適切な食生活、運動不足に陥りがちであるほか、運動より受動的なくつろぎの方を選びがちです。また、人間と同様、怠惰なライフスタイルや不健康な食事の習慣化が問題をまねく可能性があります。その一方、運動には多くの重要な効果があります。その点については次の項に示します。

2003年に実施された研究の結果、過体重の人ほど、さまざまな癌の発生リスクが高いことが判明しています。

肥満の危険性

過体重または肥満は、人間と犬の心身の健康に一連の悪影響をもたらします。なかでも次の状態をまねくリスクが増大します。

犬
- 癌
- 糖尿病
- 関節・骨・靭帯の損傷
- 心疾患および血圧上昇
- 呼吸困難
- 熱不耐性
- 肝機能の低下
- 手術・麻酔の危険性増加
- 生殖能力の低下
- 消化器障害
- 免疫機能の低下(特にイヌジステンパーおよびサルモネラ)
- 皮膚・被毛の異常
- スタミナの低下
- 生活の質の低下と寿命の短縮

人間
- 癌
- 2型糖尿病
- 骨・関節障害(骨粗鬆症、変形性関節症、痛風など)
- 心臓障害(心臓発作、うっ血性心不全など)
- 呼吸障害、睡眠時無呼吸(睡眠中に呼吸が短時間停止すること)
- 高血圧
- 脳卒中
- 血中脂質異常(静脈および動脈の閉塞を誘発)
- 腎臓疾患
- 胆石および胆嚢疾患
- 尿失禁
- 活力・スタミナの低下
- 自尊心の低下

運動の効果

運動の効果は、体重増加を抑制し、過体重、肥満やそれに伴う問題を予防することだけではありません。その他にもさまざまな効果があり、その多くはあなたを驚かせるかもしれません。

運動は心血管系を強化し、心疾患や脳卒中のリスクを低減します。米国心臓財団によれば、座りがちな生活を送っている成人群の冠動脈心疾患による死亡リスクは、運動を週3〜4回行っている成人群と比べて30〜40%高いことが示されています。

その他の身体的効果
運動を行うと血管が拡張し、心臓から送り出された血液が効率よく全身に供給されるようになり、その結果、血圧が低下します。

また、血中のHDL（血中の余分なコレステロールを回収する働きがあるため、"善玉コレステロール"と一般に呼ばれています）濃度を上昇させ、LDL（悪玉コレステロール）濃度を低下させることにより、プラーク（動脈を詰まらせる原因）の付着を阻害します。

定期的に運動を行うと肺気量と換気効率が改善し、血中の酸素濃度が上昇し、その結果、活力が高まります。過体重の人々には活力の低下がみられることが少なくありません。

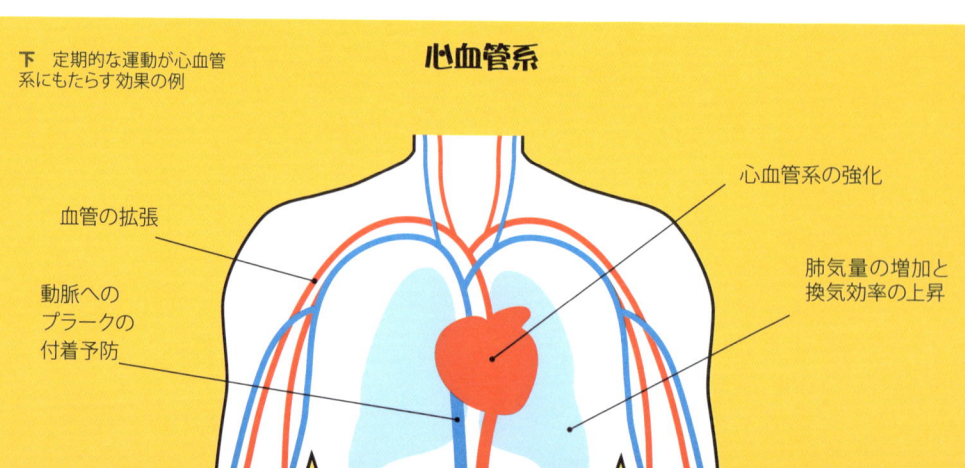

下　定期的な運動が心血管系にもたらす効果の例

心血管系
- 心血管系の強化
- 血管の拡張
- 肺気量の増加と換気効率の上昇
- 動脈へのプラークの付着予防

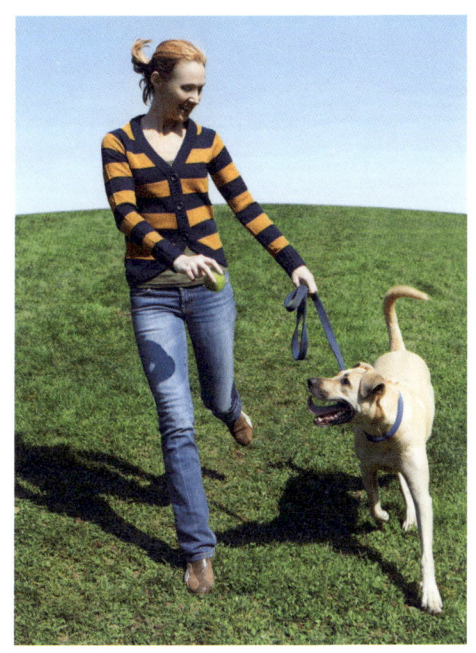

左 定期的な運動は喜びと自尊心を高めるばかりでなく、心身の健康にも多くの効果をもたらします。

キング、階段昇降といった重力に抗して筋肉を働かせる必要がある運動)は骨量の維持、場合によっては骨量の増加に効果があります。

心理的効果

定期的な運動は気分にプラスの効果を与え自尊心を高めます。また、多くの人々でうつ病を軽減します。それは次のような機序によると考えられています。

- 運動のストレス軽減効果は、筋肉への酸素を豊富に含んだ血流が増加するため、アドレナリン分泌が促進されることによると考えられている。
- 運動はエンドルフィンという多幸感をもたらすホルモンの分泌を刺激する。エンドルフィンには、気分、モチベーション、痛みに対する耐性を高める作用があると考えられている。
- 有酸素運動には、脳への酸素を豊富に含んだ血流を増加させることにより、集中力と俊敏性を向上・維持させる効果がある。
- 定期的な運動には、睡眠の質を高め、規則正しい睡眠習慣を促す効果もある。

体重と骨

運動は体重増加を抑制する効果があり、運動をすればカロリー摂取量を増やしても体重は増加しません。その理由は、運動により代謝プロセスの重要な部分(食物のエネルギーへの変換)の速度が高まることにあります。そればかりか、定期的な運動は食欲を抑える傾向があることが複数の研究から明らかになっています。

加齢とともに骨密度が低下すると、骨が細く折れやすい状態になり、骨粗鬆症という衰弱性の疾患の原因となります。体重負荷運動(ハイ

活動的な人々は、座りがちな生活を送る人々と比べて糖尿病の発症リスクが30〜50%低いという予備的な研究結果が得られています。

犬に対する効果

健康的な生活に関しては、犬と人間に大きな違いはありません。定期的な運動は、飼い主同様、犬の健康にもさまざまな効果をもたらします。

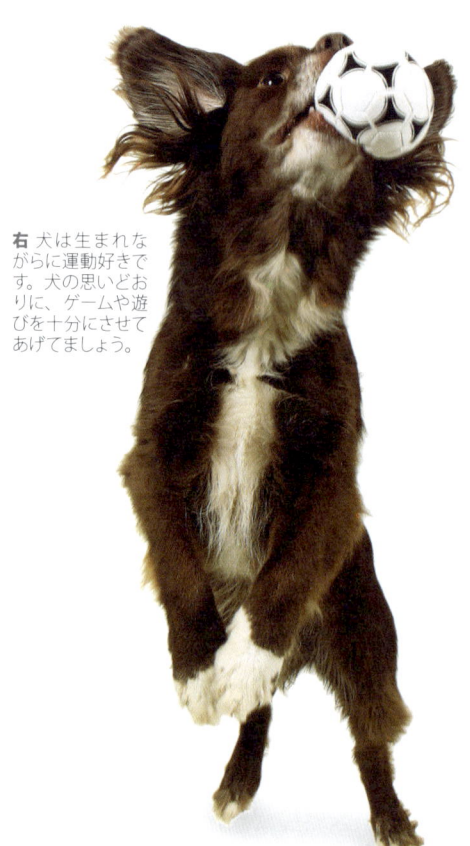

右 犬は生まれながらに運動好きです。犬の思いどおりに、ゲームや遊びを十分にさせてあげてましょう。

　犬も、運動から人間が得るのと同じ効果を得ることができます。その裏づけとなる証拠は非常に説得力があります。犬は運動から、体重を抑制する効果、疾患を予防する効果、筋肉を強化する効果、骨・関節・靭帯の健康を増進する効果、ある種の癌を予防する効果、糖尿病の発症リスクを低減する効果、健康的な睡眠を促す効果、活力を高める効果などを得ることができます。

身体的効果
- 運動には、加齢の悪影響（関節炎をはじめとする関節・筋肉・骨の障害など）を低減する効果がある。
- 運動は体重を簡単にコントロールできる方法である。1日20分の散歩を取り入れるだけで、カロリーの消費効率が著しく高まり、減量効果が期待できる。
- 運動は筋肉量を増加させることによっても代謝速度を高め、安静時のカロリー消費量を増加させる効果がある。
- 運動は消化器障害や便秘の発生率を低下させる効果がある。

心理的効果
- 十分な運動には、よくある問題行動（掘り癖、むだ吠え、かみ癖、落ち着きのなさなど）を抑えたり、やめさせたりする効果がある。
- 運動をすれば、他の犬と付き合い、自分のポジションを守る必要が生じてくるため、臆病な犬に自信を持たせ信頼を築き上げるのによい方法である。
- 犬には身体的刺激と精神的刺激が毎日必要である。運動には退屈を予防し、活力を生産的で望ましい方向に向かわせる効果がある。
- 運動時のなわばりの見回りは精神的刺激になる。犬は地面に鼻をつけ、五感をフルに働かせて情報を収集する。
- 運動には人間と同様、犬のうつ状態を予防する効果もある。

あなたと愛犬に対する効果
　一緒に運動することにより、あなたと愛犬の絆が強まるとともに、信頼が高まり、関係が深くなります。あなたは愛犬に対する運動の効果を理解し、愛犬に最善を尽くすことを望んでいます。そのことはあなたのモチベーションになります。犬は運動のすばらしいパートナーです。犬は飼い主と一緒に散歩、ジョギング、ハイキング、水泳やゲームをすることが大好きで、毎日その時間になれば、遠慮なくあなたにそのことを思い出させようとします。その上、犬を飼うこと自体にも健康増進効果が期待できます。ペットを飼っている人は、ペットを飼っていない人に比べて、コレステロール値と血圧が相当に低く、両者の差は食生活の差によるものでなかったという研究結果が得られています。また、猫または犬を飼っている男性では、飼っていない男性に比べて安静時の心拍数と血圧が低いという研究結果が米国で得られています。

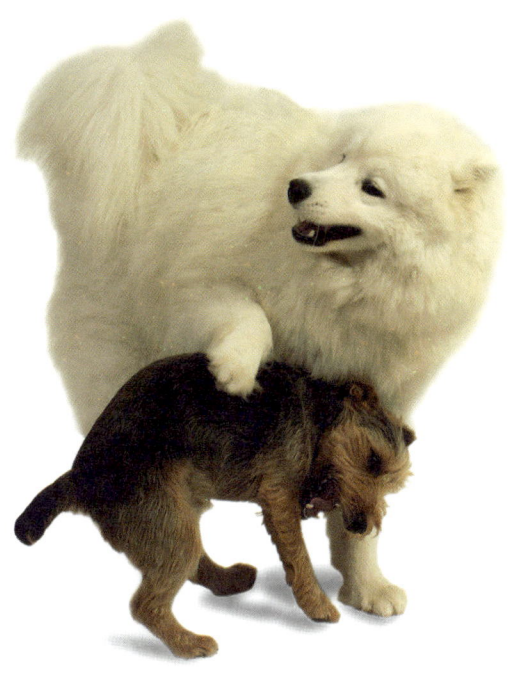

上　犬を散歩に連れ出すことは、社会性を身につけさせるために重要であるばかりでなく、犬に必要不可欠な精神的刺激を与えることができます。

あなたの体形

過体重は必ずしも脂肪過多を意味しません。多くの丈夫で健康な筋肉質の人々は、同年代の過体重の人々より体重が多いにもかかわらず、不健康な脂肪がまったくありません。さらに、あなたの体形と年齢も、体脂肪の分布や体重に影響を与えます。

あなたの体形はどのタイプか

体形はほぼ完全に遺伝により決定されるため、体形を変えることはほぼ不可能です。しかし、筋肉を付けたり、減量により余分なぜい肉を落としたり、たるんだ部分を強化したりすることにより、全身のシルエットを変えることはできます。さらに、フィットネスとは、どのような体形であろうと、あなたが最も魅力的に見え、最も快適に感じられる状態を意味します。体形は大きく外胚葉型、中胚葉型、内胚葉型の3種類に分類されます。

多くの人々は2種類の体形の混合型です。例えば、"中-内胚葉型"とは、上半身が筋肉質だが、下半身が太り気味の場合をいいます。

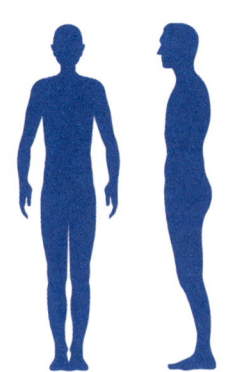

外胚葉型は、背が高く、痩せており、手足が長く、骨が小さく、上半身が細い傾向にある。生まれつき筋肉が少なく、脂肪の貯蔵量がわずかである。

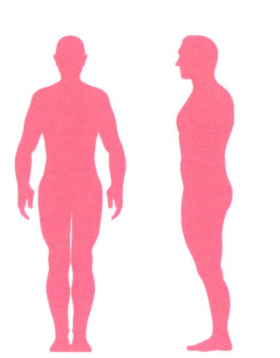

中胚葉型は、背が低く、肩幅が広く、ヒップが細く、筋肉がよく発達している。体脂肪率が低く、筋肉が付きやすいという特徴がある。

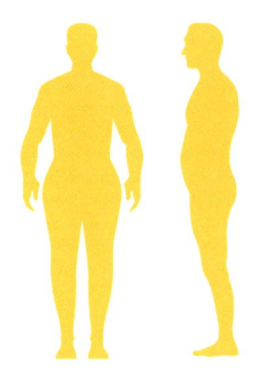

内胚葉型は、丸みを帯びており、ヒップが太く、骨太の傾向にある。脂肪が蓄積しやすく、体重が増えやすいという特徴がある。)

リンゴ型と洋ナシ型

体形にかかわらず、ウエストが適正値より大きい場合には危険な可能性があります。"リンゴ型"（ウエスト周りに脂肪が蓄積している）の人々は、"洋ナシ型"（ヒップ周りに脂肪が蓄積している）の人々に比べて健康リスクが高いという調査結果が得られています。2005年に行われた調査では、ウエスト周りに脂肪が蓄積している女性は、"洋ナシ型"の女性と比較して2型糖尿病の発症率が6倍も高いことが明らかになっています。

ウエスト／ヒップ比

現在では、ウエスト／ヒップ比（WHR）が体格指数（BMI、p.24〜25を参照）より心疾患のマーカーとして優れていることがわかっています。

どの肥満の尺度（BMI、WHR、ウエスト、ヒップ）が心血管疾患のリスクと最も強く相関しているかを明らかにするため、52カ国で2万7000人を対象とした調査が実施されました。その結果、WHRが最も正確な指標であることが明らかになりました。

あなたはどの体形か

ウエスト／ヒップ比は柔らかい巻尺と電卓を使って簡単に算出できます。

1 息をゆっくり吐き出す。この時、お腹を引っ込めない。

2 ウエストの最も細い部分の周囲径を計測する。この時、巻尺をきつく締めすぎないようにする。

3 ヒップの最も太い部分の周囲径を計測する。

4 ウエスト周囲径をヒップ周囲径で割る。例えば、ウエスト周囲径が89センチメートルでヒップ周囲径が104センチメートルであれば、0.86という値が得られる。これがウエスト／ヒップ比である。

5 WHRが0.85以上の場合にはリンゴ型、0.85未満の場合には洋ナシ型と判定される。

WHRに基づく健康リスク

	男性	女性
低	0.95以下	0.80以下
中	0.95〜1.0	0.81〜0.85
高	1.0以上	0.85以上

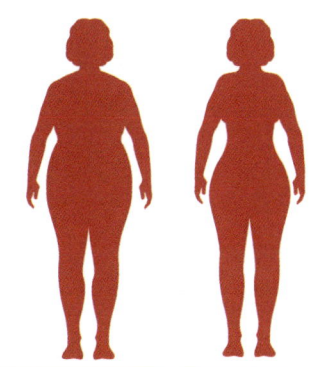

あなたの年齢

年齢を重ねるということは、必ずしも退化や加齢性疾患の発症を意味しません。健康的なライフスタイル（良質な食事をとる、定期的にさまざまな運動を行うなど）には、問題を予防する効果ばかりか、老化を遅らせる効果もあることが多くの研究から明らかになっています。しかし、何もかも若い頃と同じようにできるとは限らないという点を考慮する価値はあります。そのため、常に安全策をとることが賢明です。

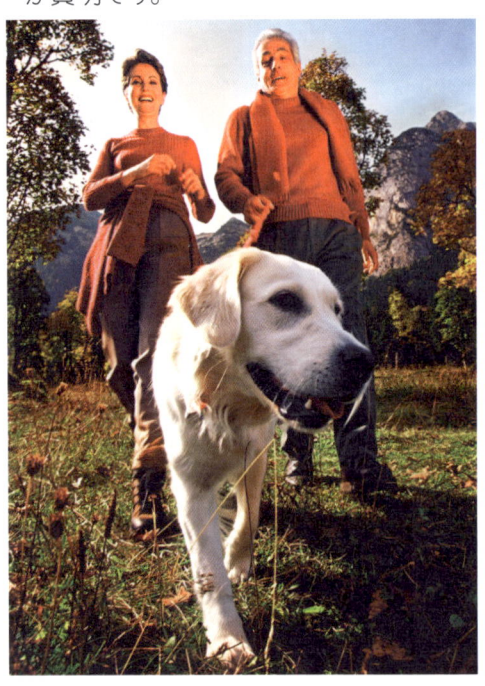

上　活動的なライフスタイルには加齢に伴う障害を予防する効果が期待できます。

年齢を重ねるということ

多くの人々は年齢を重ねるたびに身体活動度が低下していきます。これは通常、加齢に伴う身体の変化（動きにくさ、バランスのとりにくさ、柔軟性とスタミナの低下、うずきと痛み、場合によっては慢性疾患による身体活動の制限）が組み合わさることによって起こります。原因が何であろうと、身体活動度が低下すると代謝速度が低下します。運動により代謝速度が上昇するのであれば、身体活動度の低下により代謝速度が低下するのは当然です。身体活動度の低下に合わせてカロリー摂取量を減らさない限り、体重の増加は避けられません。このことは年齢を問わず言えることですが、年齢を重ねるほど体重が増加する可能性は高くなります。

呼吸数と筋肉量の減少

加齢に伴う変化は心肺機能にも起こります。この生命維持に不可欠な器官の機能は30歳前後から徐々に低下しはじめます。筋肉量と骨量も同様に減少します。筋肉量を増やすことが若い頃より難しくなるとともに、骨のカルシウム

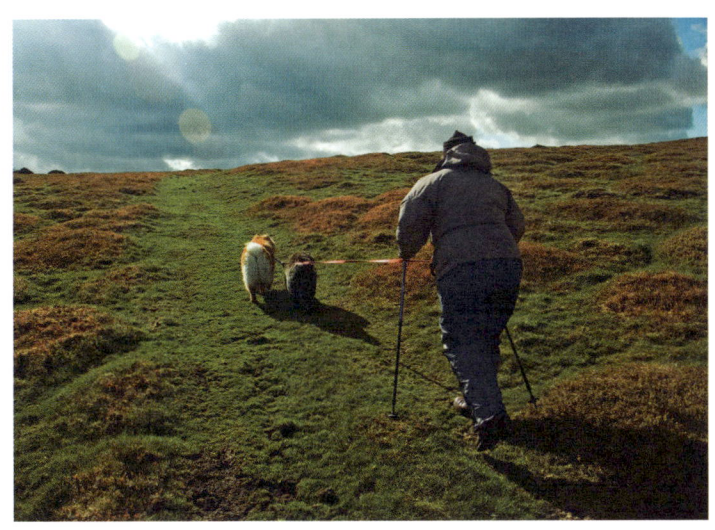

左 ライフステージを問わず、体力維持は犬にとっても飼い主にとってもきわめて重要です。近所の緑地を短時間散歩するだけでも活動性を保つことができ、あなたにも愛犬にも有益です。

が減少しはじめ、骨が細く脆くなっていきます。活動的なライフスタイルを維持すること、また、毎日そのための努力をすることを決意しない限り、これらの変化はすべて身体活動度の低下をもたらします。

"更年期"

女性の場合、閉経前後にホルモン分泌の変化により起こる問題にも直面します。女性の体重は30歳から閉経期に入るまでに平均で年0.5キログラムずつ増えていきます。このような体重変化は食習慣や運動習慣に変化がなくても起こります。多くの女性は、ウエストと腹部の周りに脂肪が蓄積し始めた時、体形が明らかに変化していることに気づきます。定期的な運動はホルモンバランスを整える効果があるばかりでなく、体脂肪の分布を変化させる効果も期待できます。

悪いことばかりではない

加齢の影響に歯止めをかける最善の方法は、年齢とともに身体をよく動かすようにすること、あるいは身体活動度を維持することです。明るい話は、運動には代謝を促進する効果、筋肉量の減少を食い止める効果、心肺機能を健康に保つ効果があるということです。ただし、あなたが高齢の場合やしばらく運動をしていなかった場合には、ゆっくりと取り入れることが重要です。

加齢が私たちに配るカードは必ずしも"最高の手"とはいえませんが、定期的な運動は時計の針を戻すのにきわめて有益です。このことは愛犬についても同様です。

愛犬の体形

犬の体形の分類は人間に比べるとやや複雑です。アメリカ・ケンネル・クラブは、犬を7グループ(スポーティング・グループ、ハウンド・グループ、ワーキング・グループ、テリア・グループ、トイ・グループ、ノン・スポーティング・グループ、ハーディング・グループ)に分類しています。体形、筋肉組織、体脂肪の分布、体重はグループ間のみならず、同一グループに属する犬種間でも大きく異なります。

犬の体形にはその他にも多くの要因が影響を及ぼします。例えば、同腹子数が多いほど個体の大きさは小さくなると考えられます。また、性別や年齢による差もしばしばみられます。このような差を認識することが重要です。スポーティング・グループに属する活動性の高い大型犬は、トイ・グループの平均的な犬と比べてはるかにスリムに見えるに違いありません。パグやブルドッグの場合、重そうに見えてもまったく問題のない健康体重の範囲内であることもあります。一方、コッカースパニエルの場合、過体重の見分けはすぐにつくでしょう。

体格の評価

犬の体重や各種運動の適性を評価する際には、上記のグループにとらわれすぎないでください。アイリッシュ・ウルフハウンドとダックスフンドはいずれもハウンド・グループに属しますが、体形がまったく異なります。アメリカ・ケンネル・クラブは、犬の体格を個体ごとに評価することを推奨しています。

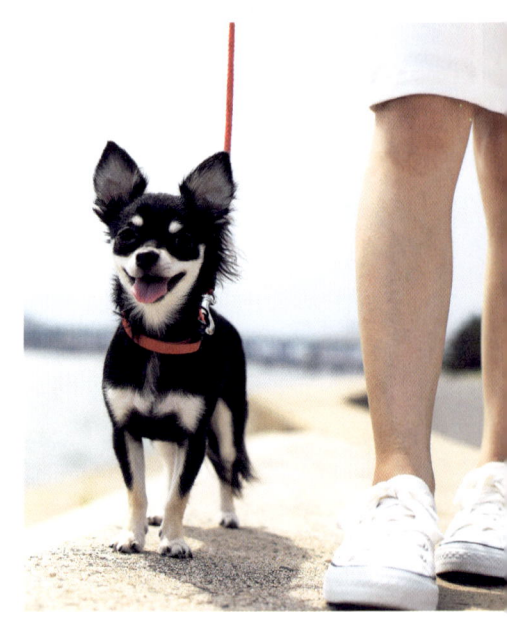

下 骨が細い小型犬の過体重は、がっしりした体格の犬よりはるかに簡単に判定できます。わからないことがあれば、獣医師に相談してください。

どの骨格に該当しますか

がっしりした骨格の犬種

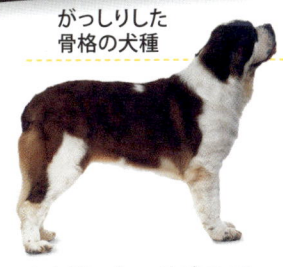

- クランバー・スパニエル
- セント・バーナード

中間の骨格の犬種

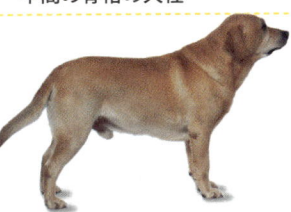

- ラブラドール・リトリバー
- ボーダー・テリア

細い骨格の犬種

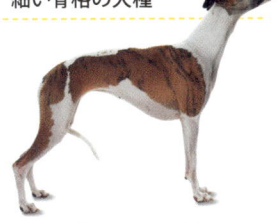

- アフガン・ハウンド
- ウィペット

体長に対して体重が重いほど、筋・骨格系の負担は大きくなります。同じ体重のクランバー・スパニエルとアフガン・ハウンドを比較した場合、クランバー・スパニエルの方が小さな骨格で体重を支えなければならないため、ジャンプしたり走ったりする際の関節、骨、筋肉の負担がより大きくなります。

人間と同様、犬の場合も一部の運動に対する適性は骨格への脂肪と筋肉の付き具合によって決まります。

年齢

犬も加齢とともに代謝速度が低下し、身体活動度が低下するのが一般的です。これは除脂肪体重が低下し、余分な脂肪が付きやすくなることを意味しています。過体重になりやすいのは2〜12歳、特に6歳の誕生日前後です。さらに"高齢"になると、過体重になりにくくなります。若犬は成長段階にありエネルギー必要量が成犬より高いため、同じく過体重になりにくい傾向にあります。

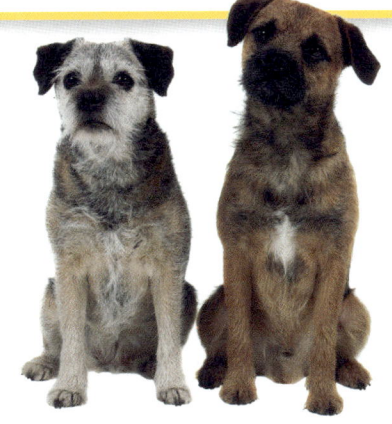

上　高齢犬も若犬も過体重になりにくい傾向にあります。

あなたは過体重か

多くの人々は自分の体重を実際より軽いと思い込んでおり、体重計にできるだけ乗らないようにする傾向にあります。現実から目をそむけるという方法には不安を寄せつけずにおくという効果がありますが、あなたの健康には何の効果もありません。最善の体重評価方法を用いて、あなたが過体重か、体重不足か、適正体重かを確認しましょう。

脂肪と筋肉の分布は体形により決定されます。完全に健康な同体重の人々の中でも、体形の違いのみにより他の人々より太って見える人々が多くいます。しかし、体重はじわじわと増える性質をもっています。少しずつ増えていき、気がつけば5キログラムも増えていたということがあります。そのため、定期的に体重を測定することが重要です。

BMI

体格指数（BMI）は身長と体重からなる数式を使って求めます。ほとんどの人々でBMIは体脂肪の信頼できる指標であり、健康問題の原因となりうる体重分類をスクリーニングする際に使用されています。

計算方法は簡単です。体重（キログラム）を身長（メートル）の2乗で割るだけです。

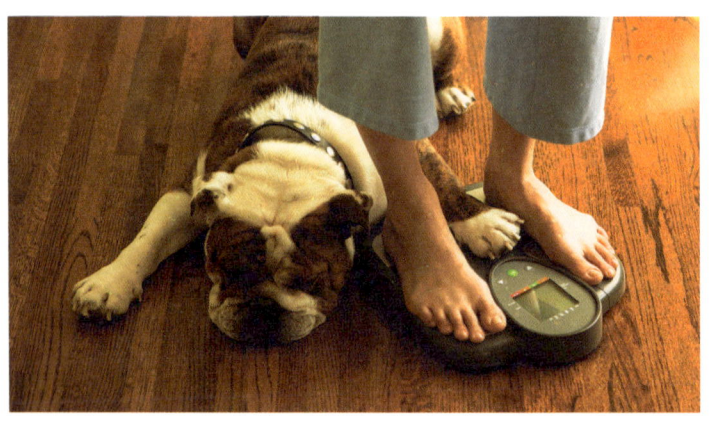

左 定期的な体重測定は、フィットネス計画を継続し、手に負えない状況になる前に食い止める動機づけとして有益です。

計算例

体重 = 68キログラム
身長 = 1.65メートル
計算方法 $68 \div (1.65)^2 \ [1.65 \times 1.65] = 24.98$

BMIによる体重分類

BMI	分類
18.5未満	体重不足
18.5～24.9	正常
25.0～29.9	過体重
30.0以上	肥満

BMIのもつ意味

20歳以上の成人のBMIは全年齢共通、男女共通の体重分類を用いて解釈されます。

成人のBMI範囲に基づく体重分類を左の表に示します。

ウエストサイズの加味

ウエストサイズとBMIを組み合わせると、過体重、特に過体重に関連する健康問題の指標になります。この指標を下の表に示します。

その他の過体重評価方法

姿見で身体を確認する際には現実を直視してください。明らかな脂肪の層がある、脂肪をつかめる、お腹が出っ張っている、ぜい肉の表面に凸凹があるなどは、いずれも過体重の徴候です。"お腹の肉をつまんで1インチあること"も優れた指標です。肋骨の1カ所を選び、力を入れず親指と人差し指で皮膚をつまんでください。2.5センチメール以上の脂肪があれば多すぎます。

ウエストサイズを加味した分類

BMI	分類	男性：ウエスト102センチメートル以下 女性：89センチメートル以下	男性：ウエスト102センチメートル超 女性：89センチメートル超	
18.5以下	体重不足	該当せず	該当せず	
18.5～24.9	正常		該当せず	該当せず
25.0～29.9	過体重		上昇	高い
30.0～34.9	肥満		高い	非常に高い
35.0～39.9	肥満		非常に高い	非常に高い
40以上	重度肥満	極度に高い	極度に高い	

BMIが高いと、多くの衰弱性疾患の発症リスクが高まるおそれがあります。

愛犬は過体重か

犬種と年齢によって、生来の骨格や脂肪の付き具合に違いがあるのは明らかです。しかし、愛犬が過体重かどうかを簡単に判定できる方法があります。また、問題の有無を判断するのに役立つ一般的な指針もあります。

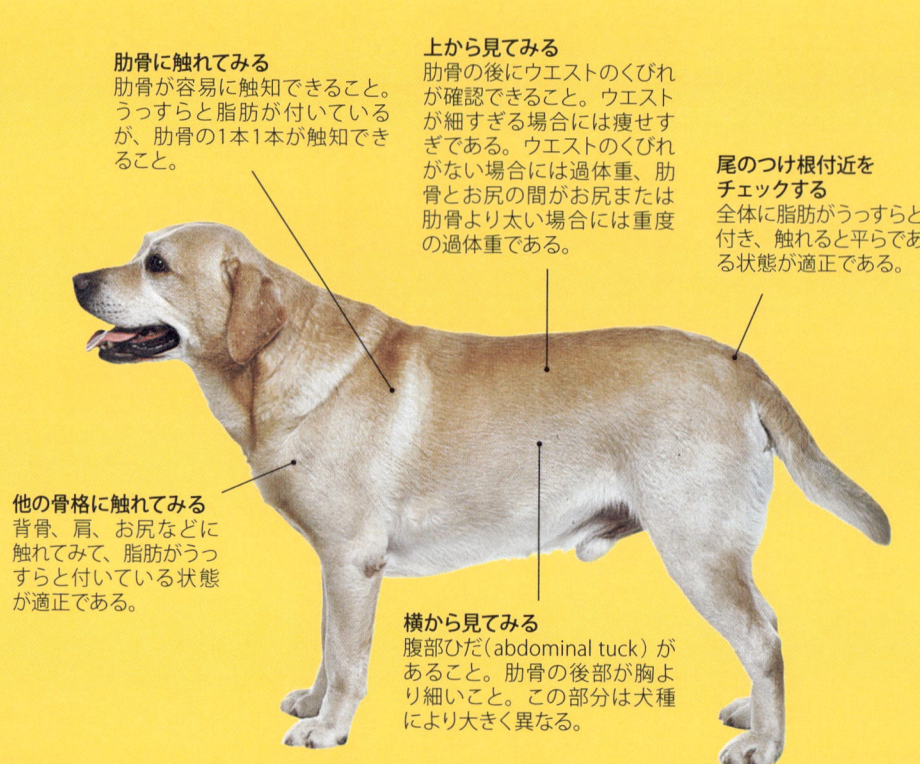

肋骨に触れてみる
肋骨が容易に触知できること。うっすらと脂肪が付いているが、肋骨の1本1本が触知できること。

上から見てみる
肋骨の後にウエストのくびれが確認できること。ウエストが細すぎる場合には痩せすぎである。ウエストのくびれがない場合には過体重、肋骨とお尻の間がお尻または肋骨より太い場合には重度の過体重である。

尾のつけ根付近をチェックする
全体に脂肪がうっすらと付き、触れると平らである状態が適正である。

他の骨格に触れてみる
背骨、肩、お尻などに触れてみて、脂肪がうっすらと付いている状態が適正である。

横から見てみる
腹部ひだ(abdominal tuck)があること。肋骨の後部が胸より細いこと。この部分は犬種により大きく異なる。

犬種別の体重

一般的な犬種の体重の大まかな指針を示します。愛犬の犬種がここに記載されていない場合には、愛犬と最も大きさが近い犬種の体重を確認してください。わからない点がある場合には、獣医師に相談してください。

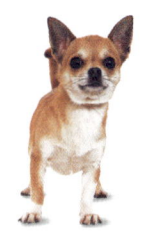
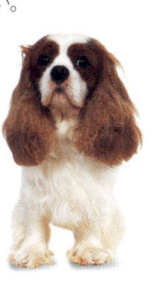
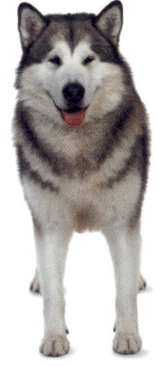
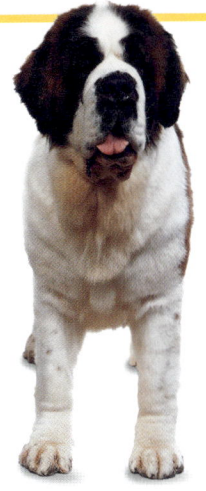

● 小型犬種
チワワ　　　　　　　　　1.8キログラム
ペキニーズ　　　　　　　4キログラム
ミニチュア・シュナウザー　6.8キログラム
ボストン・テリア　　　　　8.6キログラム

● 中型犬種
コッカースパニエル　　　11.3キログラム
ビーグル　　　　　　　　11.3キログラム
ブリタニー　　　　　　　16キログラム

● 大型犬種
シベリアン・ハスキー　　22.7キログラム
エアデール・テリア　　　22.7キログラム
ポインター　　　　　　　29.5キログラム
ラブラドール・リトリバー　34キログラム

● 超大型犬種
オールド・イングリッシュ・シープドッグ
　　　　　　　　　　　　43キログラム
グレート・デン　　　　　59キログラム
セント・バーナード　　　75キログラム

過体重かどうかのチェック

犬の身体のいくつかの部分（肋骨、尾のつけ根、背骨、肩、"ウエスト"、腹部）をチェックすれば、過体重かどうかを確認できます。

人間と同様、犬の骨格にも個体差があるため、体重をチェックしただけでは必ずしも十分な情報が得られず、確実な判定はできません。例えば、ゴールデン・リトリバーの場合、39キログラムで適正体形の個体もいれば、34キログラムで過体重の個体もいます。

ライフスタイルに関する質問表

　ライフスタイルを変える前に、あなたと愛犬のライフスタイルを判定し、特に注意すべき点に集中する必要があります。私たちは、体重が増え日常生活動作がおっくうと感じられるようになるまでは、自分が完全に健康的な生活を送っていると考えがちです。あなたと愛犬の生活の問題点がどこにあるかを確認するため、次の質問表をご覧ください。

あなたのライフスタイル

それぞれの質問について、あなたの生活に最も近いものにチェックしてください。

1 食事はどのくらい規則的ですか。
- [ ] **a** ぬくことが多い（特に朝食）
- [ ] **b** たまにぬくことがある
- [ ] **c** 1日3回以上摂っている

2 昼食にはいつも何をとりますか。
- [ ] **a** ファストフード
- [ ] **b** サンドイッチ、ポテト・チップ、クッキー
- [ ] **c** 調理したての食事

3 果物や野菜を1日に何皿とりますか。
- [ ] **a** 3皿未満
- [ ] **b** 3〜4皿
- [ ] **c** 5皿以上

4 炭酸飲料をどのくらい飲みますか。
- [ ] **a** 毎日
- [ ] **b** 週3〜4回
- [ ] **c** ほとんど飲まない

5 アルコールをどのくらい飲みますか。
- [ ] **a** 毎晩飲み、週末は多めに飲む
- [ ] **b** 週2〜3回
- [ ] **c** 週1回以下

6 週末はいつもどのように過ごしますか。
- [ ] **a** 自宅でテレビやDVDを見て過ごす
- [ ] **b** 家事やガーデニング
- [ ] **c** 活動的な日帰り旅行を計画

あなたのライフスタイル（続き）

7 夜間または仕事の後はいつもどのように過ごしますか。
- [ ] **a** 帰宅しテレビを見て過ごす
- [ ] **b** 夕食や飲みに出かける
- [ ] **c** 計画的に運動をしている

8 どのくらいの頻度で運動していますか。
- [ ] **a** ごくたまにする程度
- [ ] **b** 週2～3時間
- [ ] **c** 毎日30～40分

9 どのような時に息が切れますか
- [ ] **a** 階段を昇った時
- [ ] **b** バスや電車に乗るために走った時
- [ ] **c** 激しい運動をした時

10 減量が必要な場合、どのような手段をとりますか
- [ ] **a** 医療ダイエット薬の服用
- [ ] **b** 急激なダイエット
- [ ] **c** 定期的な運動プログラムの開始

11 気分が落ち込んだ時、何をしますか
- [ ] **a** 甘いものや脂っこいものを欲しいだけ食べる
- [ ] **b** 横になりテレビを見る
- [ ] **c** 長い散歩やサイクリングに出かける

あなたの回答

Aの回答が一番多かったのなら、過体重とそれに関連する健康問題が生じるリスクがあります。一言で言えば、あなたの栄養、健康および体力レベルは総合的にみて標準以下です。余暇活動と食習慣を大幅に見直し、栄養のバランスの取れた食事・間食を導入する必要があります。

Bの回答が一番多かったのなら、健康問題が起こりかけています。食生活は不健康な食品や嗜好品に偏っており、余暇活動は必ずしも過体重と不健康を十分防ぐことができるほど健康的とはいえません。体重が生涯にわたる問題とならないよう、本書に後述する生活の簡単な見直しを行ってください。

Cの回答が一番多かったのなら、これまでの生活を続けてください。あなたの食事の計画、栄養、フィットネスへの全般的な取り組みは、過体重やその他の健康問題が生じるリスクが低いことを意味しています。活動と運動はあなたの生活にとって欠かせない一部です。体重に対する関心は、主体的である必要性と、健康維持のために全力を尽くす必要性をあなたが理解していることを示しています。

愛犬のライフスタイル

それぞれの質問について、愛犬の生活に最も近いものにチェックしてください。

1 家ではどのような様子ですか。

- ☐ **a** あなたの側（またはドッグベッド）から滅多に離れない
- ☐ **b** あなたについて歩き、遊んでいる
- ☐ **c** 遊んでいて、いつも外に出かけたくてうずうずしている

2 どのくらいの頻度で間食をしていますか。

- ☐ **a** 欲しがる時はいつでも（あなたの食べている間食を含む）
- ☐ **b** 1日に2～3個
- ☐ **c** 時々ごほうびとしてトリーツを与えるが、間食は滅多に与えない。

3 ごほうびはどのようなものですか。

- ☐ **a** トリーツを無制限に与えている
- ☐ **b** ごほうび用のトリーツを与えている
- ☐ **c** 散歩にいつもより長時間連れて行ったり、遊んであげたりしている

4 食事はいつですか。

- ☐ **a** お腹が空けばいつでも
- ☐ **b** ほぼ1日3回
- ☐ **c** 身体の大きさと体重に応じて1日1回または2回

5 何を食べていますか。

- ☐ **a** ドッグフードと食べられるすべての物（人間の食事の残りを含む）
- ☐ **b** ドッグフードと人間の食事の残りのうち適切なもの（p.46を参照）
- ☐ **c** 高品質のドッグフードのみで人間の食事の残りは与えない

6 運動の頻度はどのくらいですか。

- ☐ **a** あなたがさせてあげられる時
- ☐ **b** 週2～3回、20～30分以上
- ☐ **c** 毎日30分以上

7 日課の散歩がないことに気づいた時、どのような行動をとりますか。

- ☐ **a** 気づいていないように見える
- ☐ **b** 出かけたそうなそぶりを見せる
- ☐ **c** 出かけるまで、機嫌をとったり懇願したりする。

愛犬のライフスタイル（続き）

8 あなたと運動している時、どのような様子ですか。
- ☐ a 遅れないでついて来るのが大変で、頻繁に休憩する必要がある。
- ☐ b 大抵は遅れないでついて来るが、しばらく経つと運動に関心を失った様子を示す
- ☐ c エネルギーと熱意が果てる様子がない

9 あなたと愛犬はいつも一緒に何をしていますか。
- ☐ a 寝そべってテレビを見たり間食したりしている
- ☐ b 短い運動をしたり、裏庭で遊んだりしている
- ☐ c 1日1時間以上、活発に運動している

10 愛犬の身体はどのような状態ですか。
- ☐ a 過体重でやや手入れ不足
- ☐ b 健康だが、少し体重が重い。
- ☐ c 柔軟、強靭、健康で、被毛は柔らかくつやがある。

11 愛犬の健康はどのように表現されますか。
- ☐ a 定期的に健康問題が起こり、獣医師を受診する
- ☐ b 時々体調が悪くなるが、おおむね幸福で健康
- ☐ c 年齢にかかわらず、健康を絵に描いたようである

あなたの回答

p. 29をご覧ください。犬にも人間と同じことが言えます。**A**の回答が一番多かったのなら、心配する必要があります。愛犬の食生活は不健全で、おそらく不健康な習慣が身についており、滅多に十分な運動をしていません。犬の心身の健康に責任を持っているのは、犬自身でなくあなたであることを忘れないでください。

Bの回答が一番多かったのなら、おそらく最低限の外出はしていると考えられますが、長期的にみれば、過体重、健康問題、低体力といった形で犬の健康に悪影響があるでしょう。

Cの回答が一番多かったのなら、あなたは愛犬の生活を良好に管理しているといえます。愛犬は健康的な食生活を送り、適切なごほうびを与えられています。運動の必要性が優先されており、あなたはその必要性を満たすために時間をかけています。あなたは十分に前向きな姿勢で臨んでいます。愛犬はおそらく強健な犬そのものでしょう。犬の強健さを向上させ続けることができるのは、良質な食事と体力の増進のみです。

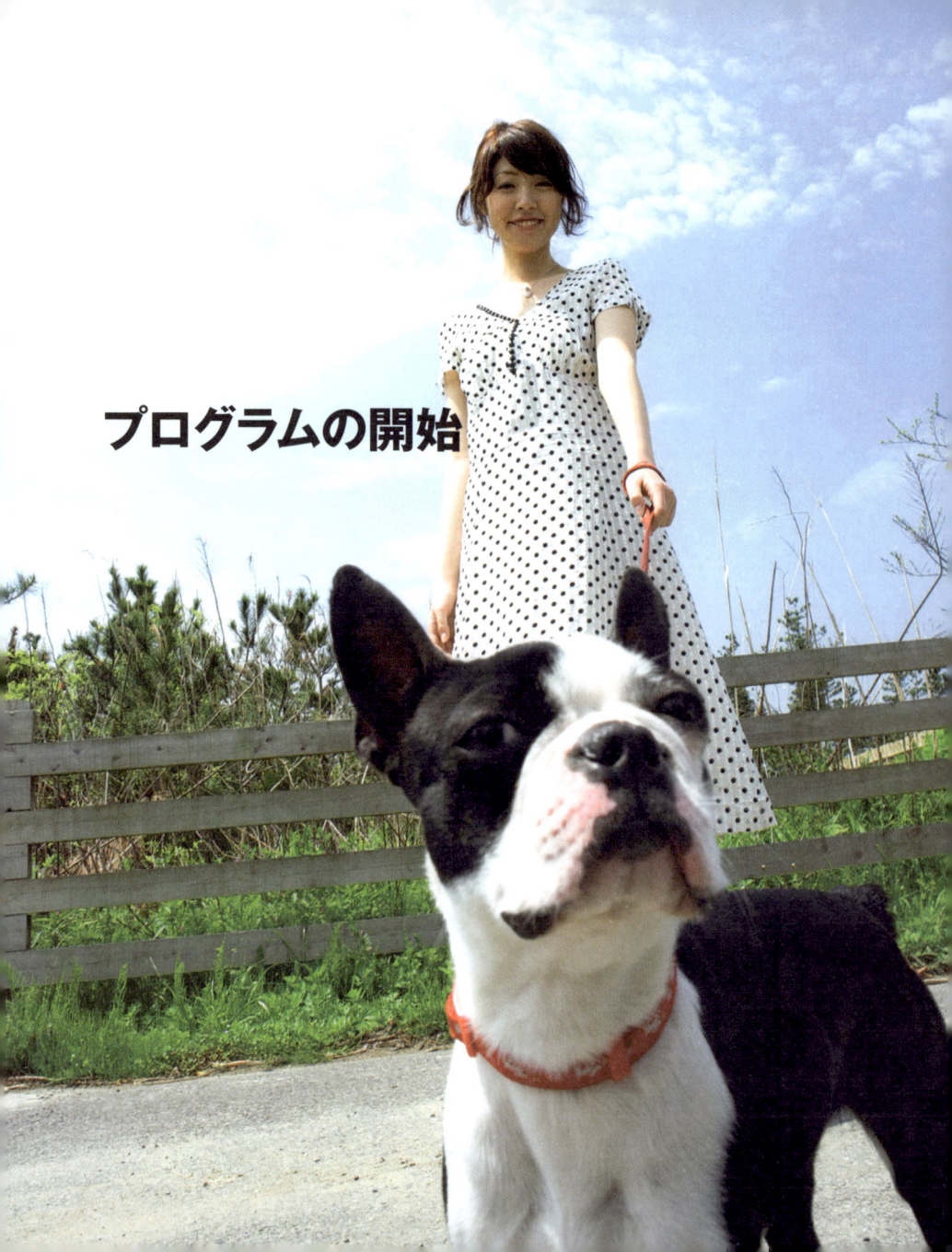

愛犬と一緒に体力づくりをすることは、単に散歩の回数を増やすことではありません。心身の健康を最適な状態にし、健全な体力レベルを達成するためには、ライフスタイル全般を見直す必要があります。このことは、自分に適した種類の十分な運動、良質な食品の摂取、自分自身の管理を徹底することを意味します。新しいフィットネスプログラムを開始することは、健康状態、年齢、体重および体力を考慮し、必要な対策をとることも意味します。自分に合ったペースでゆっくりと開始し、健全なバランスが得られるまで、少しずつ努力していきましょう。

　一部の犬種や高齢犬の場合、高いペースを求めることはできません。過体重の犬も同様です。飼い主は、最初は軽い運動にとどめるよう気をつけ、ゆっくり健康的なペースで体重を落とす必要があります。プログラムの目標は全般的な体力をつけること、あらゆるレベルの健康に影響を及ぼす可能性のあるぜい肉を落とすこと、そして、目標を達成する過程で筋力と活力を高めることです。本書に示した簡単で楽しい活動とアドバイスを生活に取り入れれば、あなたの外見と感じ方が大きく変化したと気づくのに大して時間はかからないでしょう。あなたと愛犬が最も魅力的で楽しいと感じられる運動を選んでください。ここに示すのは、より健全で幸福なライフスタイルの形成を実現するための簡単なプログラムです。さあ始めましょう。

準備

運動プログラムを開始する前に、怪我から身を守り、あなたと愛犬が不必要なリスクを決して負うことがないよう考慮すべき簡単な注意がいくつかあります。効果的な運動は快適で決して痛みを伴いません。また、あなたの日課にしっくり合うものでなければなりません。この項には、プログラムを開始するに当たって考慮すべき点を示します。

十分な健康診断

プログラムを開始する前にあなたの主治医と獣医師を受診し、健康診断を受けてください。健康診断では、治療を必要とする持続的な健康問題や、定期的な運動を禁止すべき事由がないことを確認します。健康診断が特に重要なのは、あなたまたは愛犬が過体重の場合や、中年を過ぎている場合です。

あなたと愛犬の体力がきわめて低く、しばらくの間、冷蔵庫とソファーの往復以外の運動をしていなかった場合には、非常にゆっくり開始する必要があります。1日10分の運動から開始できれば好調なスタートといえます。程なく最適な体力レベルに徐々に近づいていけるでしょう。

年齢

高齢になっても十分な体力と活力があり、年下の過体重の犬および人より確実に健康な犬と飼い主もいます。しかし、加齢に伴い発生する多くの健康問題の中には、運動能力に影響を及ぼすものもあります。高齢犬は若犬ほど長時間運動することはできないでしょう。また、関節炎（あるいは、いくつかの大型犬種に多い股関節障害）を患っている場合には、ゆっくりと取り組む必要があります。

体温上昇を防ぐ

どんなに軽い運動をする時でも、運動前には

注意！

運動の前後1時間は犬に食事を与えないでください。胃が膨張し、胃捻転を引き起こすおそれがあります。胃捻転は死に至ることもあります。

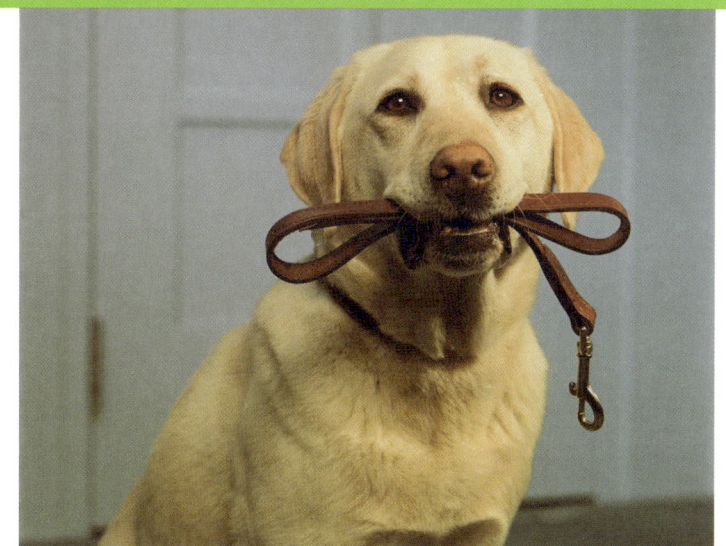

左 犬がいかに熱心に運動を始めたがっているとしても、獣医師に体力と健康状態を判定してもらう価値は必ずあります。

ウオーミングアップ、運動後にはクールダウンの時間を設けてください（p. 58 〜 59 および p. 102 〜 103 を参照）。

特に暑い日には、犬が運動中に新鮮な水を十分飲めるよう気をつけてください。犬は過度の体温上昇と脱水を起こしやすいので、欲しがるだけ水を飲ませましょう。あなたも犬と同様、運動中には定期的に水分を摂ってください。

特別な場合

成長段階の仔犬、高齢犬、妊娠中の犬は、長距離を歩かせたり走らせたりしないでください。犬が手術を受けた場合には、術後 10 日以上は運動させないでください。あなたにも同様のことが言えます。あなたが妊娠している場合や手術を受けた場合、あるいは"高齢者"である場合にはプログラム開始前に医師に相談してください。

ペースの調整

犬に自分のペースで運動させ、疲労の徴候（横たわる、息切れするなど）が現れたら運動を止めさせます。短時間の運動から開始し、徐々に時間を延長します。あなたは疲労やめまいを感じたり、気を失いそうになった時は必ず運動を中止します。これ以上運動を続けるのは難しいと感じる時点まで運動を続け、それ以上は続けないでください。よい目安は、息切れせずに会話できるかどうかです。運動は苦痛を伴うものであってはなりません。苦しいと感じ始めたら中止します。犬に苦痛の徴候が見られないか注意を払ってください。走るのや遊ぶのを止める場合や、激しく息を切らせる、かん高い声で鳴く、足を引きずるといったしぐさが見られる場合もあります。このような徴候はいずれも運動を中止すべきサインです。

あなたの適正栄養量

あなたの目標が減量であろうと単なる外見や気分の改善であろうと、健康的な食事計画から開始するのが一番です。食事計画とは、摂取する食品を慎重に選び、健康的で栄養バランスの取れた食生活を送ると同時に、新たな活動レベルを持続するのに必要な食事を摂取することです。

健康的な食生活とは

健康的な食生活とは、ごちそうを食べないことや、不必要な我慢をすることを意味するのではありません。健康的な食生活をわかりやすく説明すると、十分な運動を取り入れた健康的なライフスタイルを継続するのに必要なエネルギーを摂取しながら、余分な体重を落とすことができるよう、良質の食品を選ぶことを意味します。健康的な食生活は継続可能なものでなければ成功しません。そのため、おいしく、満足感が得られ、調理が簡単で、現実に即したものでなければなりません。大幅な減量が必要な場合でも、食事を極端あるいは急激に制限するより、食生活を改善しながら運動レベルを上げて

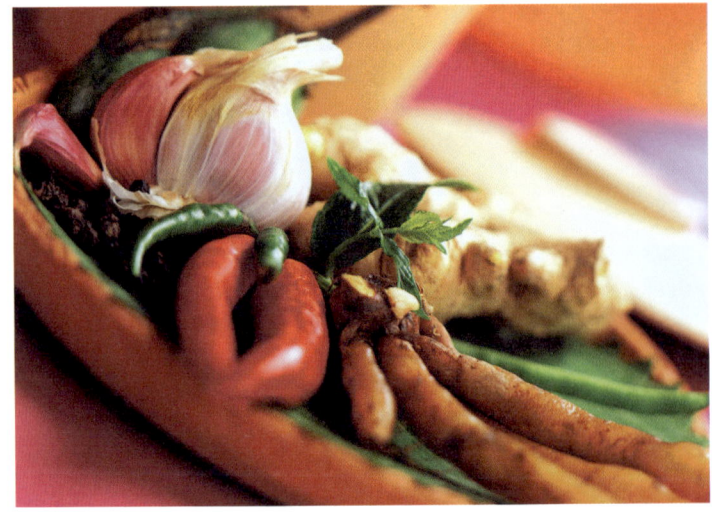

右 新鮮な果物、野菜およびハーブ中心の食生活を送れば、理想体重の維持や必要な全栄養素の摂取が一層簡単になるでしょう。

いく方が望ましいやり方です。現実的な目標は週1／2〜1キログラムの減量です。

食品ピラミッド

私たちの食生活を分析し、どのように組み立てるべきかを最もわかりやすく示すことができるのはピラミッド構造であることが研究から示されています。ピラミッドを見れば、頂点に近い食品ほど摂取量を少なく、底に近い食品ほど摂取量を多くすべきことは一目瞭然です。ただし、一部分にこだわってはいけません。

ピラミッドは、どの食品を最も多く摂るべきか、また、どの食品を毎日摂るのでなく不定期のごちそうとして摂るべきかを理解する指針として役立ちます。ピラミッドの最も重要な部分が水であることに留意してください。身体は1日をとおして水を失い続けるため、補給して脱水を予防する必要があります。

その他の食品 キャンデー、クッキー、ファストフード、ポテト・チップ、ケーキなど（毎日摂るべきでないが、たまのごちそうとして摂取してもよい）

タンパク質 低脂肪の肉、魚、鶏肉、チーズ、ヨーグルト、ナッツ、大豆製品（豆腐など）、豆類（レンズ豆など）、種子類（1日3〜5皿）

脂肪と油 バター、オリーブ油、水素化処理されていないマーガリン、種子油、堅果油など（控えめに使用すること、p. 38を参照）

炭水化物
全粒（精白していない）パスタ、パン、玄米、穀物（ライ麦、大麦、トウモロコシ、小麦など）、マメ科植物、ジャガイモ、全粒粉、無糖のシリアルなど（1日4〜9皿）

果物、野菜とそのジュース 無制限に摂取してよい。色の濃い野菜ほど、栄養価が高い傾向にあることに留意すること（1日5〜10皿）。

水分 水は最も重要な部分である。年齢および気候に応じて、500〜2,000ミリリットルを摂取することが推奨される。

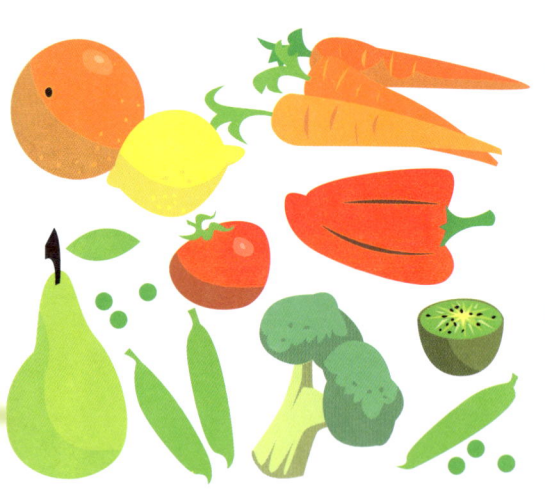

どのような脂肪を摂るべきか

これまでに聞いた情報と異なるかもしれませんが、脂肪は健康全般に必要な栄養素で、欠乏すれば渇望や健康問題を引き起こす可能性があります。脂肪は体内で重要な役割を果たしており、高齢女性では骨の保護に役立ちます。

摂取すべきでない脂肪

トランス脂肪は水素化処理(不飽和脂肪を固形化または塗布しやすい状態にするための工程)により製造され、心疾患や高コレステロール血症との関連が示されています。多くの加工食品にはトランス脂肪が含まれますが、幸いなことに、現在の法律では、トランス脂肪を含有する食品にはその旨をラベル表示することが義務づけられています。

摂取を控えめにすべき脂肪

飽和脂肪は動物性食品(卵、バター、チーズ、牛乳など)や一部の植物油(ヤシ油、パーム油、パーム核油など)に含まれています。飽和脂肪の過剰摂取は、心疾患、高コレステロール血症や過体重の主要なリスク因子のひとつです。

健康的な食生活における脂肪

健康的でバランスの取れた食生活(p. 36を参照)では、過剰な脂肪は決して摂取されません。ジャンクフードや加工肉食品は飽和脂肪含量がきわめて高い傾向にあります。また、脂肪はたとえ飽和脂肪であっても、十分な果物や野菜とともに摂取すれば、危険な影響を回避できることも注目に値します。その理由は、果物と野菜に含まれる抗酸化物質と呼ばれる栄養素にあります。抗酸化物質には脂肪が身体に及ぼすダメージを軽減する効果があります。

積極的に摂取すべき脂肪

不飽和脂肪はトランス脂肪と同カロリーですが、幅広い効果を有しています。

一価不飽和脂肪には、悪玉コレステロール値を下げ、善玉コレステロール値を上げる効果があります。一価不飽和脂肪は、オリーブ油、ゴマ油、ピーナッツ油、アボカド、ナッツ類、種子類、ナタネ油などに含まれています。

多価不飽和脂肪には、血圧を下げる機能、血糖値のバランスを整える機能から、免疫系を維持する機能まで多くの働きがあります。

多価不飽和脂肪は、トウモロコシ油、綿実油、アマニ油、グレープシード油、ベニバナ油、ゴマ油、大豆油、ヒマワリ油や、一般に植物油と表示されている配合油に豊富に含まれるほか、魚、卵、ナッツ類、種子類、全粒粉、緑色葉野菜にも含まれています。また、多価不飽和脂肪に含まれるオメガ-3脂肪酸は、細胞修復や脳の発達に役割を果たす栄養素で、コレステロール値をコントロールする効果があります。オメガ-3脂肪酸は、脂肪分の多い魚（ニシン、サバ、サケ、イワシ、マグロなど）に特に多く含まれます。

健康的なバランス

あなたの食生活は、脂肪（全カロリーの30％以下）、炭水化物、タンパク質のバランスの上に成り立っていなければなりません。また、食物繊維も健康全般とバランスのとれた体重には重要です。不飽和脂肪、複合炭水化物（p.40を参照）と、大量の新鮮な果物および野菜を摂取することに重点を置けば、身体が必要とする栄養を摂取できるでしょう。

右　一価不飽和脂肪はオリーブ油、ゴマ油、ピーナッツ油などに含まれています

生鮮食品を取り入れる

加工食品でなく新鮮な肉、卵、チーズ、ヨーグルトや鶏肉を取り入れましょう。また、植物性タンパク質（豆類、ナッツ類、種子類、マメ科植物、穀類、ジャガイモなど）をバランスよく摂取することも重要です。

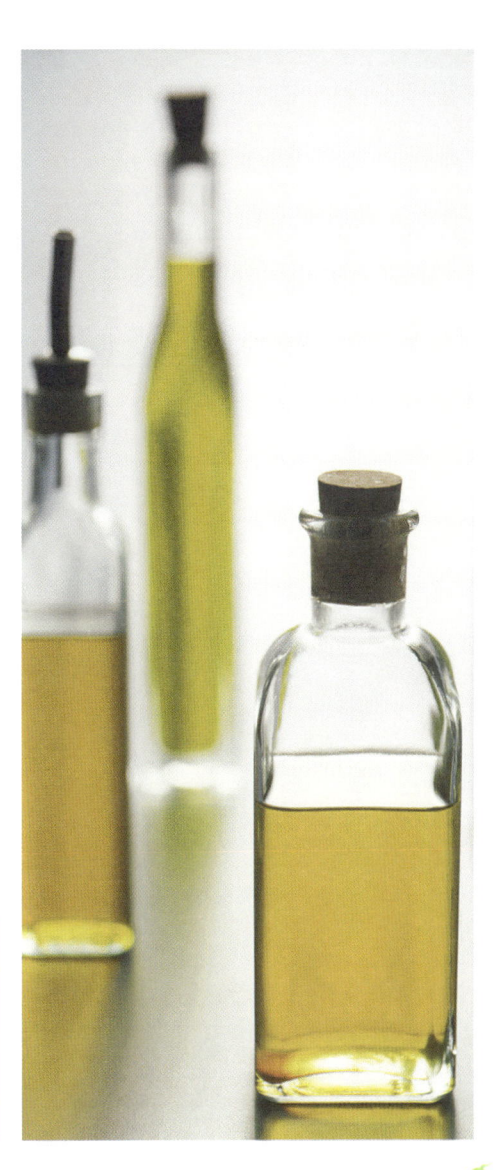

炭水化物

炭水化物はエネルギーのもとになる食品で、身体の燃料源です。大きく分けて、精製炭水化物と複合(未精製)炭水化物の2種類があります。

精製炭水化物はエネルギーを供給しますが、速やかに吸収され、急激なエネルギー上昇とその後のエネルギー低下をもたらします。この結果として、気分の変動、いらだち、だるさや渇望が引き起こされます。精製炭水化物は精製の過程で多くの栄養(カルシウム、ビタミンB群、鉄、亜鉛、カリウムなど)が失われています。

つまり、摂取すべき炭水化物は加工・精製されていない未精製(複合)炭水化物です。未精製炭水化物は、消化・吸収に精製炭水化物より長時間を要するため、持続的なエネルギー源となります。未精製食品はビタミン、ミネラル、タンパク質を含有しています。

タンパク質

タンパク質には他の食品に含まれる糖の血中への放出速度を遅くする効果があります。この効果は体重に大きな影響を与えます。タンパク質は22種類のアミノ酸のさまざまな組み合わせで構成されています。これらのアミノ酸はあらゆるレベルの身体機能に必要とされます。食事中のタンパク質が不足すると、小児の成長が遅延するほか、エネルギー低下の原因となります。したがって、だるさを感じている場合には、良質なタンパク質の不足が一因である可能性があります。

炭水化物について知ろう

精製炭水化物
白砂糖と白砂糖を含有するすべての食品
- キャンデー、ケーキ、クッキー
- 炭酸飲料
- ジャム、ゼリー

精白小麦粉と精白小麦粉を含有するすべての食品
- パン、パスタ
- パイ、クラッカー
- 朝食用シリアル
- 白米

未精製(良質)の炭水化物
- 果物および野菜(とそのジュース)
- 未精製の全粒小麦粉
- 全粒パスタ
- 玄米
- 全粒パンおよびシリアル
- オートミール
- 豆類、キノアなどの全粒穀物

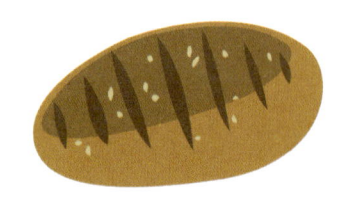

適切な間食

少量のホムス(ヒヨコマメのペースト)の生野菜添え、生果物、フルーツヨーグルト、少量ののナッツ、種子または乾燥果物、バナナまたはアボカドをのせたトースト1切れ、もち、ノンオイル・無塩のポップコーン、生果物のスムージー、少量のチーズなどを摂ってみましょう。

間食をメニューに取りいれよう

　間食の重要性を過小評価してはいけません。健康的な間食の定期的な摂取には、血糖値を安定させ、渇望や食事時間中の食べ過ぎを防ぐ効果があります。血糖値が安定するということは、血糖値に山と谷が生じず、倦怠感、猛烈な空腹感や低エネルギーに陥る時間を経験しなくてすむことを意味します。ただし、間食はごちそうではなく、健康的な食生活の1要素であることを覚えておいてください。

規則正しい食事

　朝食から始まる規則正しい食事は、バランスの取れた体重と健康的なライフスタイルにとって不可欠です。2003年には、朝食を抜いている人は朝食を規則正しく摂っている人と比べて肥満のリスクが4〜6倍高いという研究結果が得られています。2005年にも、規則正しい食事は脂肪および炭水化物の処理効率を高めるため、血中の脂肪濃度を低下させ、炭水化物の代謝を改善するという研究結果が得られています。このふたつの効果は糖尿病の予防に役立ちます。

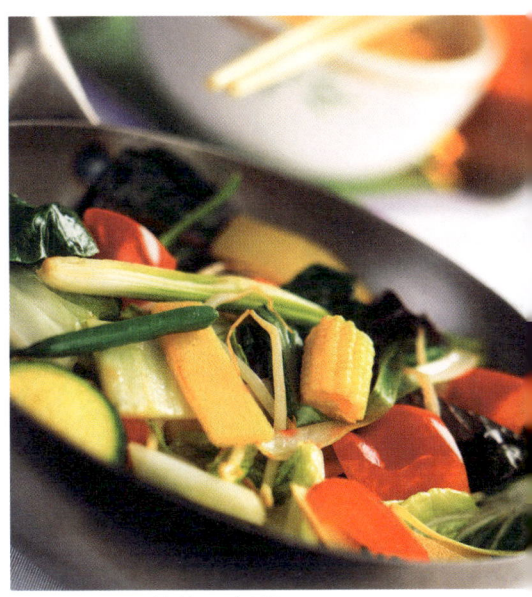

上　クリエイティブな料理は食生活に趣を添えます。スパイス、ハーブや異文化圏のレシピを活用しましょう。

最適な栄養バランスを目指す

　栄養バランスを最適にするため、良質で新鮮な食品と十分な量の健康的な間食を摂取しましょう。また、食事を正しく認識しましょう。すなわち、食事自体を目的とするのではなく、健康で活動的な生活を送るためのエネルギーを得るために食事をするという認識をもつことです。十分な食事を摂取すれば、甘いものや脂っこい食品に対する渇望が低下し、満足感が得られやすくなることに気づくでしょう。新鮮な水を毎日十分に摂取し、健康的な消化を促しましょう。活力が大幅に高まるのがすぐに感じられるでしょう。

犬の栄養量

飼い主と同様、犬の心身の健康状態を最適にするためにもバランスの取れた食生活が必要です。また、健康的な食事を楽しむことや、過体重および不健康の原因になりうるトリーツなどの食品を摂らないことを学ぶ必要もあります。

犬に必要な栄養

犬が最適な栄養を摂取するためには、脂肪、炭水化物、タンパク質、食物繊維、ビタミン類、ミネラルおよび水分の健康的なバランスが必要です。最適な栄養は、健康およびバランスのとれた体重の維持を約束します。

タンパク質

タンパク質を構成するアミノ酸は、人間と同様、犬の成長、発育およびエネルギー生成にも必要です。犬に適したタンパク源は、肉、魚、鶏肉、卵、少量の乳製品などです。

脂肪

脂肪は犬の臓器を保護し、断熱材の役割を果たします。健康的な脂肪(魚油、ナッツ類など)は被毛の光沢を保ち、健康的な代謝を促し、免疫系の機能を向上させるとともに、行動、気分や脳機能に有益な効果があります。しかし、過剰な脂肪は過体重をはじめとする健康問題の原因となる可能性があります。

右 米と新鮮な野菜は、健康的な犬の食事に適した栄養価の高い食材です。

炭水化物と食物繊維

炭水化物はエネルギーを作り出すとともに、一般に豊富な食物繊維を含んでいます。米、ビスケット、小麦、トウモロコシ、大麦、オート麦はいずれも犬に適した食品です。食物繊維は犬の食生活に必須な栄養素とは考えられていませんが、ほぼすべての市販のドッグフードに含まれています。犬は食物繊維からエネルギーを得ることはできませんが、食生活に食物繊維を

取り入れることにより、腸の健康状態が改善し、体重管理に役立つとともに、下痢、便秘や糖尿病の予防効果があります。一部の食物繊維は腸内の善玉菌により発酵され、脂肪酸(健康によい脂肪酸)を生成します。これらの脂肪酸は腸内における悪玉菌の過剰増殖を予防する効果があります。

ビタミンとミネラル

　ミネラルは体液を調節し、血液と骨の生成を助け、神経系の健康を増進します。また、あらゆる生体内プロセスに欠かせません。多くのドッグフードにはミネラルサプリメントが配合されています。犬は肝臓内でビタミンCを合成できますが、健康維持のため十分なビタミンA、BおよびEを必要とします。

市販のドッグフードは炭水化物が30〜70%を占めますが、自然界で犬の食事に30%以上の炭水化物が含まれることはまれです。そのため、炭水化物を控えめに、タンパク質を多めに与えるようにしましょう。

水分

　すべての犬は、十分量の新鮮な水を1日に何度も必要とします。主にドライフードで生活している場合には、水を多めに必要とします。

フードについて

　専門家のなかには、最適量の脂肪、炭水化物、タンパク質、ミネラル、ビタミンおよび食物繊維が配合されている高品質の完全ドライフードのみを与えることを勧める人もいます。ドライフー

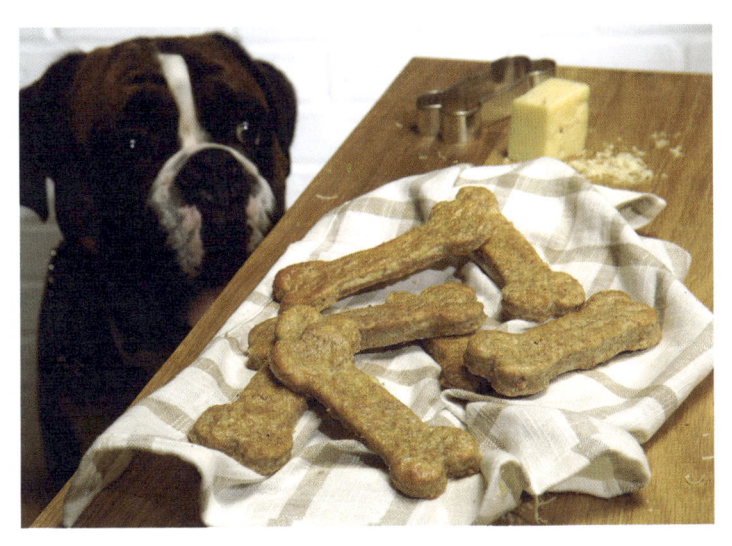

左　ドッグ・ビスケットの手作りに挑戦してみましょう。体によい材料しか含まれていないことが保証できるトリーツです。

ドは長期間保存でき、収納に便利です。また、犬の歯には缶詰タイプのフードより有益です。

缶詰タイプのフードには2種類のものがあります。1種類は穀物を含む完全食品で、もう1種類は肉のみを含み、ドッグ・ビスケットと組み合わせて与えるよう作られている物です。1缶あたりに必要なドッグ・ビスケットの量も缶詰によって異なるので、犬に与える前にラベルをよく読んでください。

缶詰フードのみを与えていると、栄養上の問題が生じる可能性があります。キューブ状またはひき肉状の半生タイプのフードが市販されており、缶詰フードに代わる良質な食事になります。

もうひとつの一般的な選択肢はBARF(骨と生肉の食事)です。BARFは市販のドッグフードの代わりに使用することも、ドッグフードに追加して与えることもできます。

食事量

犬に必要な食事量は、体の大きさや、年齢および1日の運動量によって異なります。ほとんどの市販フードには、体重別の平均給与量が記載されていますので、かなり参考になります。

減量を目指している場合であっても、運動量が劇的に増加した場合には食事量を増やす必要があります。犬の体重を週1回チェックしてください。小型犬種の場合には週0.45キログラム、大型犬種の場合には週1キログラムを超える減量はしないでください。減量のペースがこれより速い場合には、食事摂取量を増やす必要があります。食事後も空腹に見える場合には、ドッグ・ビスケットや野菜を与えてください。

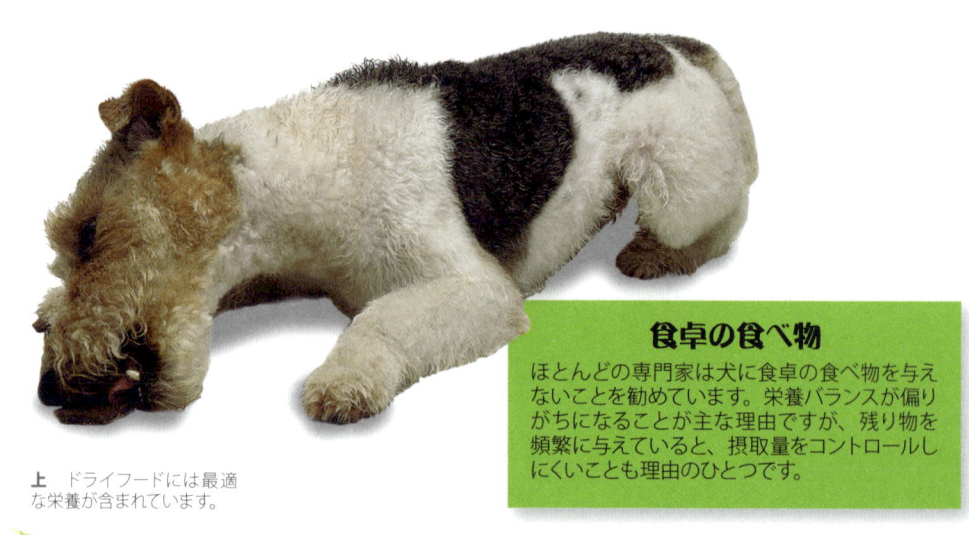

上 ドライフードには最適な栄養が含まれています。

食卓の食べ物

ほとんどの専門家は犬に食卓の食べ物を与えないことを勧めています。栄養バランスが偏りがちになることが主な理由ですが、残り物を頻繁に与えていると、摂取量をコントロールしにくいことも理由のひとつです。

食事回数

1頭として同じ犬はいません。必要な食事量と食事回数は個体によって異なります。いつも与えているペットフードのラベルを読むことも必要ですが、次のヒントはあなたが正しい方向に進むのに役立つでしょう。

- **仔犬** 1日分を5回に小分けして給与。3ヵ月齢以降は1日4回、3〜8ヵ月齢では1日3回にする。仔犬・若犬専用のフードが市販されている。このようなフードを利用すれば、成長段階の犬の健全な成長に必要な栄養を確実に与えることができる。

- **12ヵ月齢以降** 1日分を2回以上に小分けして給与。
  最近の研究では、大型犬種であっても、胃拡張・捻転すなわちGDV(急性胃拡張・捻転症候群)のリスクを低下させるため、2回以上に小分けして与えた方がよいという結果が得られている。

- **妊娠中の犬** (過体重でない場合には)欲しがるだけの量を与える。
  妊娠中は食欲が変動するが、妊娠後期には食事量を増やす必要がある。摂取量が増えない場合には、もっと食べるよう促すこと。

- **授乳中の犬** 妊娠中より食事量を大幅に増やす必要がある(通常量の2〜4倍)。欲しがるだけの量を与えること。空腹かどうかが目安になる。出産児の数が多いほど食事量を増やす必要がある。

- **高齢犬** 1日2回とするが、食事量は活力の低下に伴いおそらく減少する。高エネルギーの銘柄のドッグフードには気をつけること。過体重の一因となる可能性がある。市販の成犬用ドッグフードを利用すれば十分な栄養を与えることができる。

年齢の考慮

高齢になっても1日2回の食事が必要ですが、食事量は活力の低下に伴いおそらく減少するでしょう。高齢犬とは、その犬種の平均寿命の残り25%に達した犬と定義します。

- 小型犬種の場合には12歳以上
- 中型犬種の場合には10歳以上
- 大型犬種の場合には9歳以上
- 超大型犬種の場合には7歳以上

下　あなたが複数の犬種を飼育している場合には、必要に応じて食事を別個に用意しなければならない可能性があります。

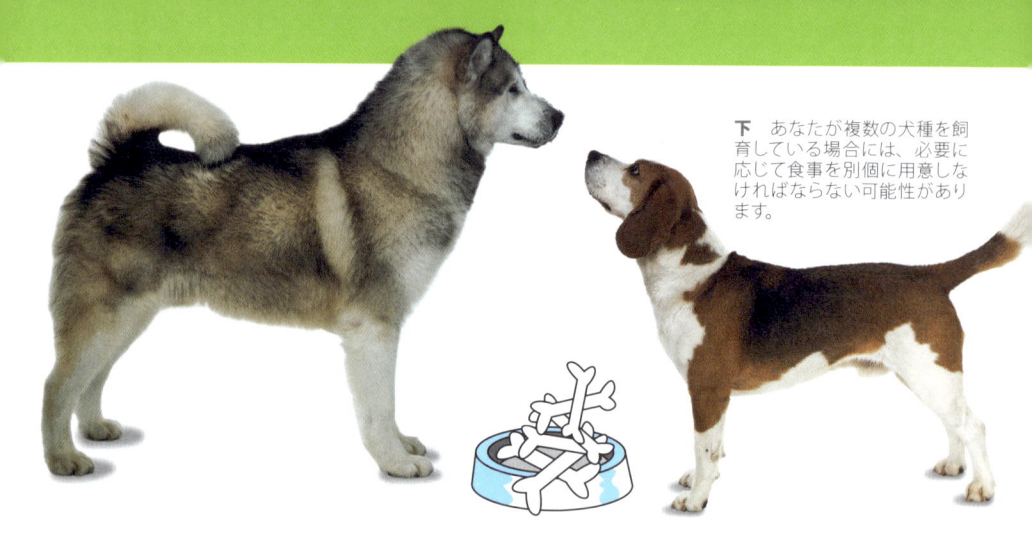

犬種

犬の食事は年齢、大きさ、犬種に応じて慎重に選びましょう。例えば、一部の大型犬種の場合、量は少ないが可消化タンパク質含量が高く、関節に有益な添加物が配合されている食事を選びます。犬種は一般に成犬体重により4つに分類されます。

分類

小型犬種	9キログラム以下
中型犬種	9〜25キログラム
大型犬種	25キログラム超
超大型犬種	45キログラム超

小型犬種ほど、体重あたりのエネルギー必要量が高くなります。一般に、体重4.5キログラムの犬では、体重あたりのエネルギー必要量が体重16キログラムの犬と比較して約60％高くなります。

北欧犬種(シベリアン・ハスキー、サモエド、アラスカン・マラミュート)はエネルギーの産生効率が平均より高いため、体重あたりのエネルギー必要量は他の犬種より約20％低くなります。

肥満になりやすい犬種(ラブラドール・リトリバー、ビーグルなど)の場合、体重あたりの食事量を約10％少なくする必要があるかもしれません。

間食について

食事と食事の間に間食を与える必要はありません。犬にトリーツを与えた場合には、その分を食事(ドッグ・ビスケットの個数や食事量)から必ず差し引くようにしてください。食べ物をごほうびとして与える習慣がある場合には、より健康的な食品(少量のニンジンやリンゴ、低カロリーのビスケットなど)に切り替えましょう。ドッグ・ビスケットを手作りしてみましょう。脂肪や健康によくない保存料や添加剤の摂

取量を減らせるでしょう。犬のトレーニング中に望ましい成果を得るためやごほうびを与えるため、トリーツが必要になる場合があるのは当然です。しかし、トリーツの利用は控えめにし、与えた量をその日の食事から必ず差し引くようにしてください。

一部の成犬は、牛乳に含まれる乳糖を分解する酵素(ラクターゼ)が欠乏しています。この欠乏は下痢を引き起こす可能性があります。乳糖フリーの乳製品が市販されています。

ドッグ・ビスケットを手作りしよう

ベジー・バイツ

愛犬の野菜摂取量を増やし、食物繊維、ビタミン・ミネラル類を与え、甘いもの好きを満足させるのに役立ちます。

全粒粉	3カップ
粉ミルク(乳糖フリーまたは豆乳が望ましい)	1／3カップ
小麦胚芽	1／4カップ
裏ごしした野菜(エンドウ豆、サヤインゲン、ズッキーニ、ニンジンや、リンゴなどの果物など)	1／2カップ
植物油	1／2カップ
水	1／4カップ

全粒粉、ミルク、小麦胚芽を入れたボールに、野菜のピューレと植物油を加え、よく混ぜ合わせます。水を加え、固めの生地を作ります。粉をはたいた台に生地をのせ、1.2センチメートルほどの厚さに伸ばします。抜き型で生地を抜きます。180℃で30分または生地が固まるまで焼き、冷まします。

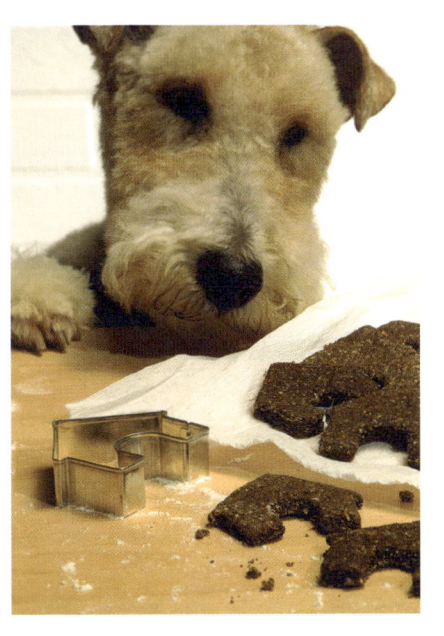

スタート

あなたがしばらく運動から遠ざかっていたのなら、ゆっくりと開始し運動量を徐々に増やしていくことが重要です。体力維持に必要な1日の運動量は誰でもほぼ同じですが、自分のペースで取り入れた場合でも、長期的には望みどおりの成果を得ることができるでしょう。

必要な運動

すべての人の体力維持に必要な運動にはいくつかの種類があります。

有酸素運動

有酸素運動では他の筋肉の運動と同時に、心肺機能も刺激されます。有酸素運動は健全な代謝を促し、カロリーを積極的に燃焼させるため、減量に最適な運動です。ジョギング、ウオーキング、水泳、サイクリング、ダンスは、いずれも有酸素運動です。

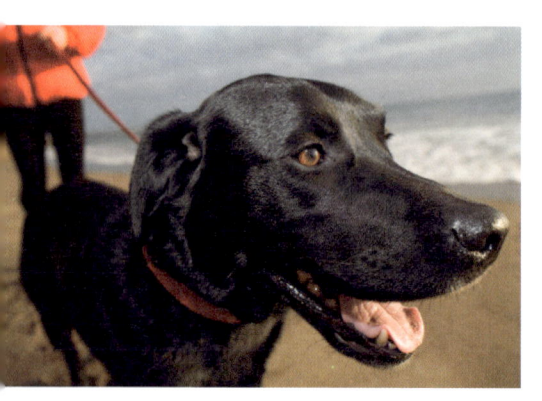

柔軟運動

柔軟運動は筋肉をストレッチし身体のさまざまな関節を伸展させて可動範囲を広げるとともに、肉離れを起こりにくくし、バランスを改善します。ストレッチ運動は、運動前のウオーミングアップとクールダウンの重要な部分です。屈曲運動、ボール投げ、水泳、ヨーガ、アジリティコースにはすべて、柔軟性を高め可動範囲を広げる効果があります。

レジスタンス(筋力)運動

何かに抵抗して持ち上げる、引く、押すといった運動はすべてレジスタンス運動で、筋力の増強を目的とします。ほとんどのジム機器はこのような運動を目的とするものですが、ガーデニングや多くの家事もレジスタンス運動に適しています。そのため、階段の昇り降り、腕立て伏せや腹筋運動などの運動、サイクリング、ボートこぎ、水泳などをしましょう。

左 愛犬はあなたより体力があるかもしれません。そのため、リードをしっかりと持ち、あなたのペースで運動しましょう。

運動量

　心血管系の体力を良好に保つためには、週に3〜5回、30〜60分の運動を行う必要があります。特に注意すべきことは、心肺系に対して有酸素運動の効果が得られるだけの強さと持続時間の負荷がかかるようにすべきですが、怪我の危険があるほど長時間は行わないことです。運動強度が適正であるかどうかをチェックするには、わずかに息が切れるが、話すことができる状態を目安としてください。

プログラムの開始

　プログラムを新たに開始する際にはゆっくり始めることが重要です。30分の運動が長すぎると感じられる場合には、最初の週の運動時間を10分とし、次の週には、運動が快適と感じられる範囲で15分、20分といった具合に時間を延長していきましょう。

ウオーキングから始めよう

　プログラムを開始してから数週間は、座りがちなライフスタイルからより活動的なライフスタイルへの移行期です。この時期には1日の歩数を徐々に増やしていきましょう。歩数計を付け、現在の歩数(3日間の平均値)を記録しましょう。最初の週には歩数を25%増やしてみましょう。最初の週に5,000歩だった場合には、翌週には6,250歩に増やすといった具合に歩数を増やしていきます。1日の理想的な歩数である1万歩に達するのに数週間を要するかもしれませんが、最初はゆっくり徐々に増やしていくのが理想的です。

心拍数を測ろう

　有酸素運動を行う際、心拍数が最大心拍数の75%を超えないようにしましょう。最大心拍数(MHR)は、220からあなたの年齢を引くことにより推定できます。有酸素運動は、MHRの50〜75%に相当するペースで20分以上継続するのが理想的です。

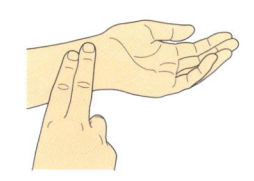

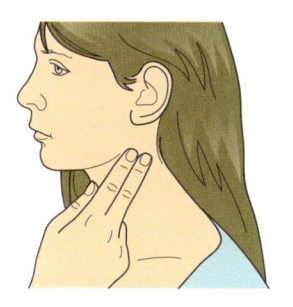

　心拍数の測り方は、頸部または手首の動脈に中指と人差し指の2本を当てて脈を探ります。脈拍を15秒間数え、4倍すると1分間の脈拍数になります。これがあなたの心拍数です。運動中に定期的に計測すれば、最大心拍数にどのくらい近づいているかを確認することができます。

ペースアップ

1日の歩数を3～4週間かけて増やしていけば、あなたの感じ方や達成できることの変化に気づくに違いありません。今度はプログラムを進め、3種類の運動をバランスよく行いましょう（p. 48～49を参照）。

毎日少しずつでも運動量を増やしていきましょう。運動時間をいつもより1～2分増やすだけでも違います。

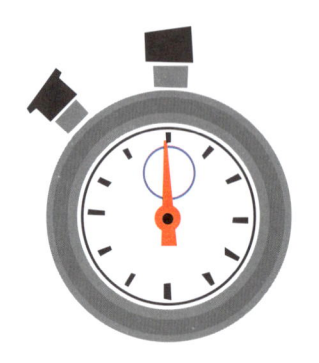

1 運動強度を上げましょう。あなたが1日30分までのウオーキングを行っている場合には、そのうちの2～3分をジョギングにしたり5分を早歩きにしたりした後、ウオーキングに戻し、その後、早歩きをもう5分行います。

2 健康によいとして推奨されている1日1万歩に達するまで、歩数を週に25％ずつ増やしていきましょう（p. 49を参照）。

3 ウオーキング時間を増やしましょう。週に約5分増やすだけでも、体力全般に大きな効果があります。運動開始2カ月後の目標を週5回、30～40分のウオーキングとして取り組みましょう。

他の運動を取り入れよう

健康全般と体力のためには、有酸素運動を中心として3種類の運動をバランスよく取り入れることが鍵となります。本書では、知らず知らずのうちに柔軟性を高め、レジスタンス運動により筋肉量を増やすことができるようなゲームや活動を数多く紹介します。最初は短時間のウオーキングによる有酸素運動を中心とし、その

ウエートリフティング

両手に豆（またはドッグフード）の缶詰を持った状態でウオーキングまたはジョギングをしてみましょう。有酸素効果が増すばかりでなく、上半身の強化にも役立ちます。本書では後ほど、愛犬が他のことで忙しい間に挑戦できる効果的なレジスタンス運動をいくつか紹介します。

後、早歩き、ジョギングへと徐々にステップアップしましょう。また、柔軟性を高めるため、フェッチ・アンド・キャリーゲーム（p.74〜77を参照）を取り入れましょう。

変化をつけよう

いつもの運動に変化をつけるため、次のアイデアをいくつか試してみましょう。運動のバランスが確実にとれるばかりでなく、退屈を予防するのにも役立ちます。
● 日によって運動を早歩きにしてみたり、ゆっくりとしたウオーキングとジョギングの組み合わせにしてみたり、起伏のある場所のハイキングにしてみたりする。

ジョギングは減量に最適な有酸素運動ですが、関節に負担がかかる可能性があります。ローラーブレードは燃焼されるカロリーがジョギングと同程度ですが、"ローインパクト"と考えられ、関節への負担がより少なくてすみます。

● 近所の池に愛犬を泳ぎに連れて行く、あるいは、公園の周りをサイクリングする。
● 1回の運動をインラインスケート（ローラースケート）に変えてみたり、愛犬とアジリティコース（p.92〜93を参照）に挑戦してみたりする。

下　投げる動きは優れた柔軟運動であり、柔軟性と機敏性を高める効果があります。

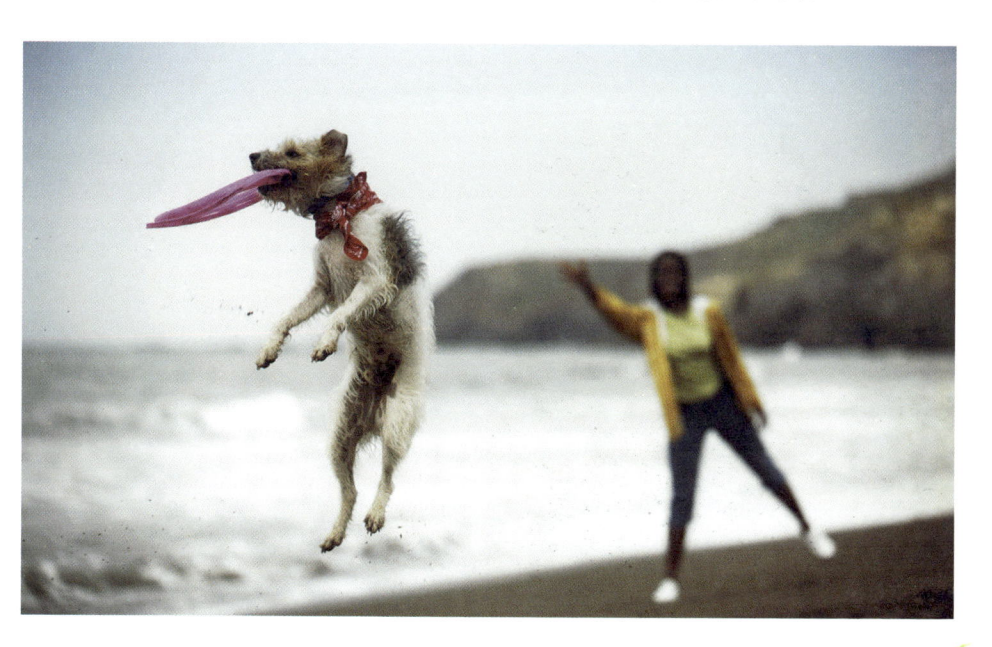

犬が運動に慣れていない場合

健全な体力レベルを有する幸福で好ましい犬でいるため、すべての犬は運動と遊びを必要とします。しかし、プログラム開始前に、個々の犬に必要な運動を考慮に入れることが重要です。また、ゆっくりと開始することを忘れないでください。

愛犬がしばらく運動から遠ざかっていた場合や幼犬や高齢犬の場合には、運動し続けるのがつらいと犬が感じていることに気づくことがあるでしょう。愛犬が心地よいと感じる範囲を超える運動を決して強制しないでください。息切れが激しい場合や、止まって休もうとしている場合には、ペースを落として休憩を取らせ、新鮮な水を十分に飲ませましょう。

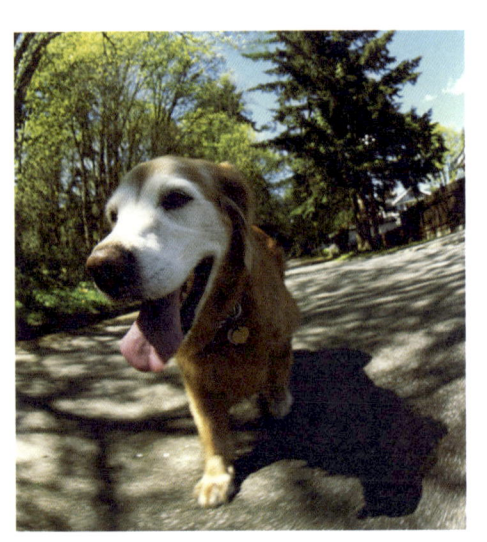

p.48に示したあなたの計画は、犬がプログラムを開始する場合にもそっくり当てはまります。ウオーキングから始め、徐々に早歩きを取り入れ、歩数を毎週増やしていきましょう。この方法はほぼすべての健康な犬に適しています。ただし、トイ犬種はこの限りでなく、運動し続けることができない場合があります。ウオーキングは犬に次のような効果をもたらします。

- 有酸素運動
- 遊ぶ自由
- 柔軟性を高める自然なストレッチ運動
- 他の犬との交流
- 犬に必要不可欠な感覚の刺激

遊び時間

ウオーキングの際、お気に入りの玩具やボールを持っていき、あなたが目標を達成する横で犬を遊ばせましょう（p.78〜81を参照）。ランニング、跳躍、キャッチや、レトリーブはすべて犬に適した運動で、筋力、心肺機能、柔軟性を高めるばかりでなく、気性を改善する効果もあります。

左 多くの小型犬は必要運動量が多めです。愛犬の必要運動量を確認しましょう。

必要運動量

● **必要運動量がきわめて少ない犬種**
キャバリア・キング・チャールズ・スパニエル　トイ・プードル　パグ
ペキニーズ　ミニチュア・ピンシャー

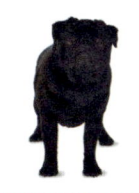

● **必要運動量が少ない犬種**
イングリッシュ・ブルドッグ　ウエスト・ハイランド・テリア　グレーハウンド
コーギー　シー・ズー　ジャック・ラッセル・テリア
ダックスフンド　チワワ　バセット・ハウンド
ビアデッド・コリー　ビーグル　ビション・フリーゼ
フレンチ・ブルドッグ　ボストン・テリア　ポメラニアン
ミニチュア・プードル　ヨークシャー・テリア　ラサアプソー

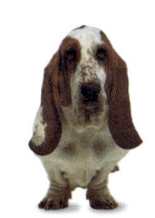

● **必要運動量が中程度の犬種**
アイリッシュ・ウルフハウンド　アフガン・ハウンド　アメリカン・ブルドッグ
アラスカン・マラミュート　ウィペット　エアデール・テリア
オールド・イングリッシュ・シープドッグ　グレート・デン
グレート・ピレニーズ　ケアーン・テリア　ゴールデン・リトリバー
コッカースパニエル　コリー　ジャーマン・シェパード
ジャイアント・シュナウザー　スタッフォードシャー・ブル・テリア
スタンダード・シュナウザー　スタンダード・プードル　セント・バーナード
ダルメシアン　チャウ・チャウ　フォックス・テリア　ブル・テリア
ポインター　ボーダー・テリア　ボクサー　ボルゾイ
ミニチュア・シュナウザー　ラブラドール・リトリバー
ローデシアン・リッジバック　ロットワイラー　ワイマラナー

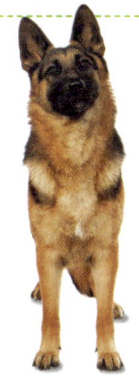

● **必要運動量が多い犬種**
アイリッシュ・セッター　イングリッシュ・セッター
オーストラリアン・キャトル・ドッグ　オーストラリアン・シェパード
ゴードン・セッター　シェットランド・シープドッグ
スプリンガー・スパニエル　ドーベルマン　ニューファンドランド
ハスキー　ブル・マスティフ　ボーダー・コリー

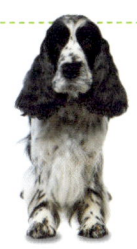

犬がもっと運動したがる場合

運動量を増やしたりさまざまな運動ができる状態になれば、犬はすぐにあなたにそのことを知らせるでしょう。その時には中間計画に自然に移行させましょう。中間計画では、さまざまな種類の運動を十分に行います。その結果、健康と体力は向上し続けるでしょう。

犬はあなたより速く中間計画に進む準備ができるかもしれません。あなたが限界に達した後も犬が運動を続けたがった場合、あなたが一定のペースを保ちながら犬の運動量のみを増やす方法はたくさんあります。

変化をつけよう

犬のいつもの運動を活気づけ、プログラムの次の段階に効率よく移行しやすいよう、次のアイデアをいくつか試してみましょう。

ゲームは毎日の運動に簡単に取り入れることができます。運動をする際には、犬のために何か持って行き、フェッチ・アンド・リターンゲームをしましょう。

近くの公園に池、湖や静かに流れる川がある場合には、玩具やボールを泳いで取ってこさせましょう（p. 76を参照）。

裏庭にアジリティコース（p. 83を参照）を作り、犬にマスターさせましょう。これは、散歩の合間に週2〜3回、20〜30分ずつ行います。

いつもと地形が異なる場所を歩きましょう。犬のエネルギー消費量が大幅に増加し、多くのカロリーが燃焼されるとともに、筋肉が付き柔

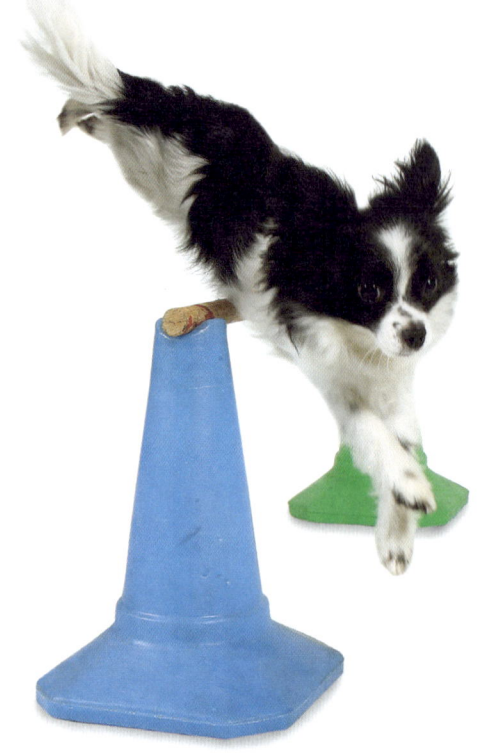

上　犬の自然な熱意を活かし、さまざまな種類の運動を取り入れましょう。

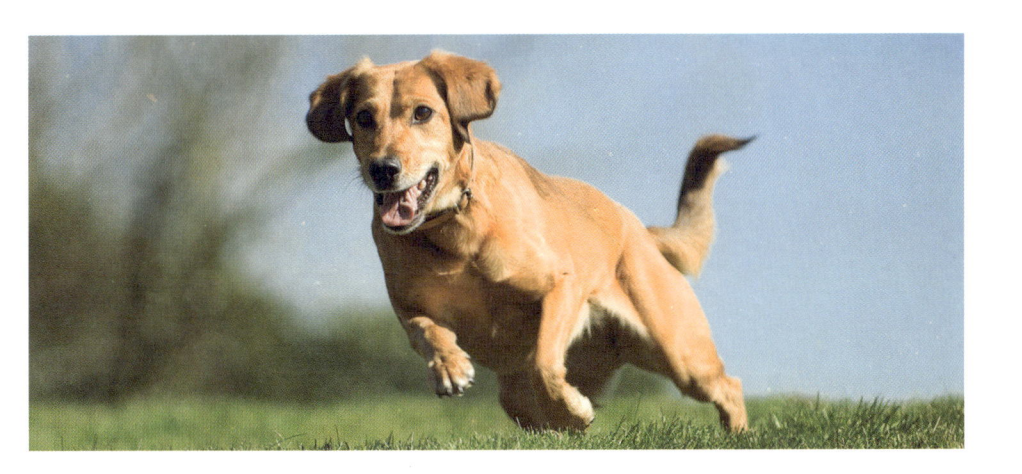

上　犬の健康と体力を維持するためには、1日30〜60分以上の有酸素運動が必要です。

軟性も高まります。

　あなたがサイクリングやインラインスケートをする際、横について走らせてみましょう。安全対策をとる必要はありますが（p. 94〜97を参照）、よい総合トレーニングになります。

　愛犬の心拍数を上げ柔軟性を高めるため、（安全に着地できる場所で）玩具を飛び越えさせましょう。

運動の目標

　良好な健康状態と体力全般を維持するため、犬には必ず次の運動をさせましょう。
- 毎日30〜60分の有酸素運動（ランニング、ウオーキング、ジョギング、フェッチ遊びなど）
- 週2〜3回、1回20〜30分のアジリティトレーニングまたはゲーム

近所の子供に依頼

愛犬にあなたより多くの活力と時間がある場合には、近所の子供に犬の散歩や遊びを依頼することを検討しましょう。

　犬がもっと運動したがっているようであれば、裏庭、近くの公園や室内での定期的な遊び時間を導入しましょう。室内では、フェッチ・アンド・キャリーゲーム（p. 74〜77を参照）と速い階段昇降の組み合わせにより運動させることができます。

　犬のプログラムは必ず、各個体の必要運動量に合わせて調整しましょう。犬が疲れているようであれば、ペースを落とし十分に休ませましょう。犬が落ち着きなくリードを引っ張り続ける場合には、思いどおりに走り探索する自由を与えましょう。このことにより、最適な体力レベルに達し、環境を探索したいという犬の自然な欲求も満たされます。

あなたと犬のプログラムを一体化させる

ほとんどの健康な犬はさまざまな活動に参加することができます。そのため、愛犬のフィットネス計画はあなたのフィットネス計画に合わせて簡単に調整できます。一緒に運動する場合の秘訣は、両者がモチベーションを持って望むことができ、一緒に過ごす時間から最大限の喜びを得られるよう慎重に計画を立てることです。

人間の運動の中には明らかに犬に適していないもの（ジム通い、娯楽用プールでの水泳など）もあります。インラインスケートやサイクリングも小型犬高齢犬や幼犬には運動量が多すぎる場合があります。しかし、慎重に計画を立てても、あなたと犬の両方の必要運動量を満たすことができないわけではありません。ここでは、あなたと犬のフィットネスプログラムを一体化させるのに効果的な方法をいくつか紹介します。

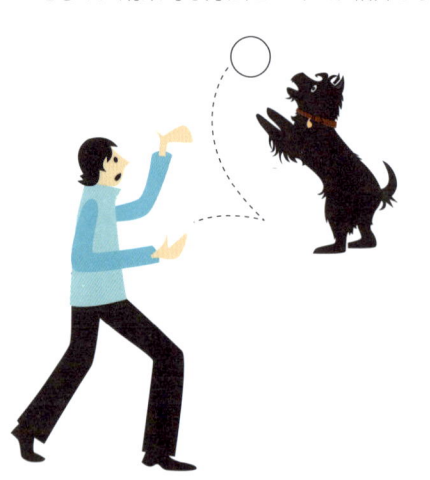

公園

公園は犬にとってうってつけの遊び場です。あなたにとってもトレーニングの機会が十分にある場所です。

あなたがウオーキングまたはジョギングをしている間、犬にはランニング、ジャンプ、フェッチ遊びや、玩具またはボール遊びをさせましょう。屈曲運動、投てき運動、到達運動はすべて、あなたにとっても筋肉の調整、ストレッチ、筋力強化のよい運動になります。

ウオーミングアップとクールダウンはあなたも犬も行うべきです。犬に柔軟性をつけさせ、怪我を予防するため、あなたと一緒にちょっとしたストレッチ運動をさせましょう（p. 59を参照）。

歩数計を付け、歩数を徐々に増やしていき、犬もあなたについて来させましょう。

遠出

時間に余裕がある時には、ハイキングに出かけ長距離を歩きましょう。起伏のある場所はほとんどの犬にとって有益です。また、犬は新たな環境を探索する機会も楽しむでしょう。十分な水と食料を持って行きましょう。ただし、食

後30分以上は犬に運動をさせないでください。

裏庭

あなたも犬も使用できるアジリティコースを作りましょう（p. 82を参照）。アジリティコースは裏庭、近くの公園やその他の緑地に簡単に作ることができ、あなたにも犬にも有益です。

例えば、トンネルくぐりは、あなたにも犬にもレジスタンス運動になります。

障害物の間を走ることは、心肺トレーニングになります。

よじ登る動きやジャンプは筋肉の調整、筋力強化、身体のストレッチ効果があります。

犬が運動できる状態でも、あなたが休憩を必要としている場合には、玩具で遊ばせましょう（フェッチ、キャリー、ジャンプゲーム）。

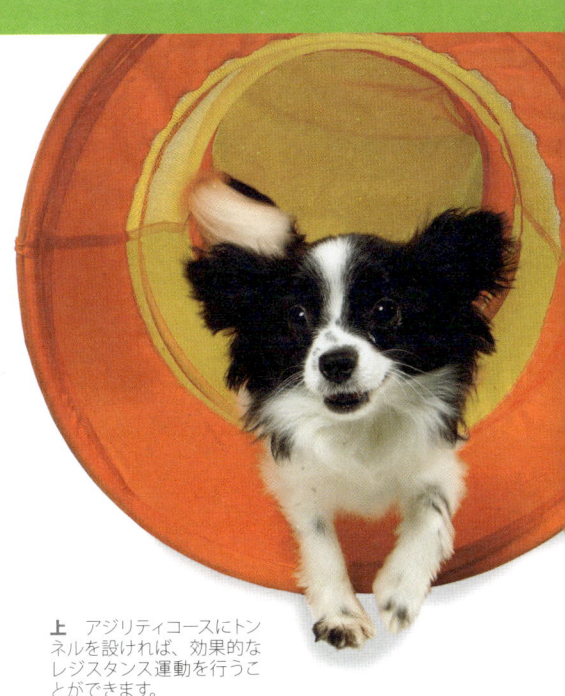

上 アジリティコースにトンネルを設ければ、効果的なレジスタンス運動を行うことができます。

あなたの目標

犬に体力がついてくると、犬の方があなたより多くの運動を必要としていることに気づく場合があるでしょう。また、高齢犬や小型犬の場合には、あなたのペースに必ずしもついてくることができないことを実感するかもしれません。このような場合には、次のようにしましょう。

- 犬が公園を跳ね回っている間、あなたはストレッチ運動をしましょう。犬が周辺を探索している間、あなたは休憩を取りましょう。
- 犬に水を飲ませ休憩させている間、あなたは同じ場所でジョギングをするか、少し離れた所までウオーキングしましょう。
- 犬が裏庭で日課のランニングと遊びを元気に行っている間、あなたは冷たい飲物を飲みながらリラックスしましょう。

どんな種類の運動であろうと、あなたも犬も毎日30分以上運動をしているのであれば、目標を達成したことになります。

ウオーミングアップ

ストレッチ運動は、怪我を予防し、可動範囲を広げるとともに、筋けいれんや肉離れの原因となる筋肉の緊張をゆるめ、酸素を豊富に含んだ血液を全身に送り続ける効果があります。そのため、軽いストレッチ運動で筋肉をウオーミングアップすることは、日課の運動を開始する最もよい方法です。

毎日の運動を始める前に、ウオーミングアップを行う必要があります。あなたと犬にとって心地よいペースで5分間ウオーキングすることから始めます。その時、腕を静かに振ったり、頭より高く上げたり、数歩ごとにつま先に付くように曲げたりします。痛くなるまで跳ねたりストレッチしすぎたりしてはいけませんが、あなたが快適と感じる範囲で手足をよく引き伸ばしましょう。

背伸び

両腕を頭の上にのばし、指を空に向かってできるだけ伸ばします。手の平を上向きにして両手の指を組みます。両手を伸ばした状態で15秒保ちます。この運動を繰り返します。

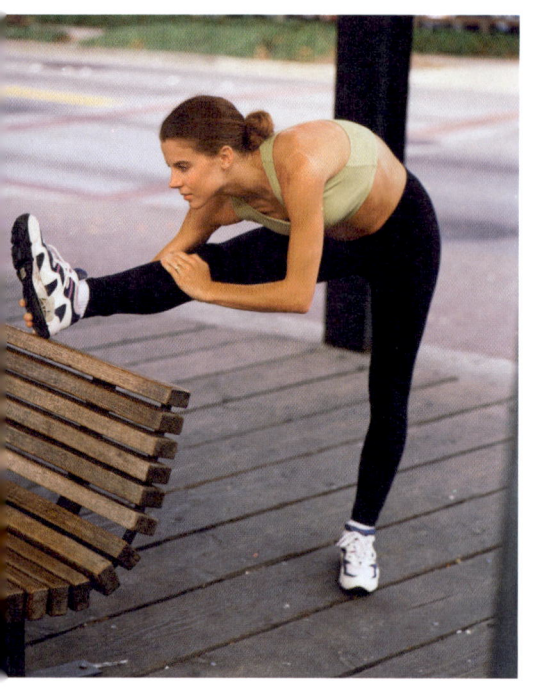

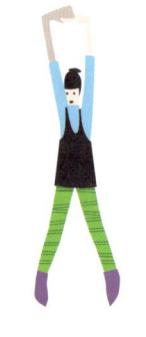

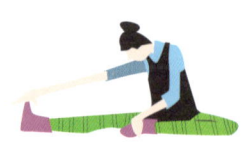

上　どのような種類の運動をする前にもストレッチ運動により、運動の効果を高め、怪我を予防しましょう。

プログラムの開始

ふくらはぎのストレッチ

腰に手をあて、片方の足をもう一方の足より約15センチメートル前に踏み出します。前方の脚を曲げ、後方の脚のふくらはぎの筋肉をストレッチします。この時、両方のかかとはしっかり床につけた状態で行います。15秒間静止した後、反対側も行います。

ハムストリングのストレッチ

一方の脚を横に曲げ、もう一方の脚を前方にまっすぐ伸ばした状態で座ります。腰から上半身を曲げ、いっぱいに伸ばした脚よりできるだけ遠くまでゆっくりと手を前に伸ばします。頭部はまっすぐなままにします。15秒間静止した後、反対側も行います。

腰まわし

ウオーキング前に腰をほぐすため、腰を回します。動きは徐々に大きくしていき、腰が前後に来た時には、骨盤を前後に押し出すようにします。30秒間続けた後、逆方向に回します。この運動を繰り返します。

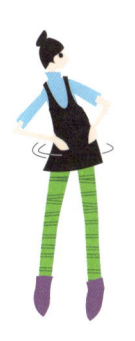

犬のストレッチ

犬は自然に筋肉や関節を曲げ伸ばししているため、実際には人間ほどストレッチを必要としません。しかし、ウオーミングアップには筋肉をほぐし、怪我を予防する効果があります。気性が安定していて体力があり敏捷な犬の多くは、楽しんでストレッチ運動をします。

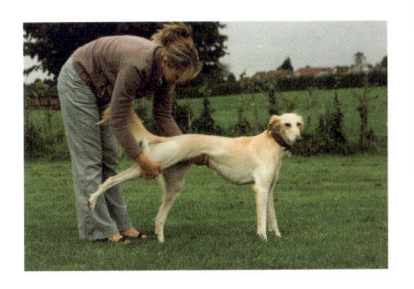

1 前足をしっかりと持って身体を起こし、後脚で立っている状態にします。身体がほぼ垂直になるまで静かに引き上げます。このストレッチにより、背部と脚の緊張がほぐれます。

2 四肢で立っている犬の後に立ち、犬の背部が静かに曲がるよう、脚をまっすぐ後ろに静かに引きます。身体の曲げ伸ばしに応じて、筋肉が伸縮するのを確認してください。

3 関節周囲の筋肉を静かにマッサージした後、脚を注意深く引っ張ってほぐします。

ウオーキング

ウオーキングはおそらく犬と一緒に楽しめる活動の中で最も簡単でわかりやすい運動ですが、あなたにとっても犬にとっても大変優れた運動です。ウオーキングはさまざまなレベルの効果があり、あなたと犬が最適な健康と体力を得るのに役立ちます。

なぜウオーキングなのか

ウオーキングの効果を過小評価しないでください。ウオーキングは犬にも飼い主にも次のような効果をもたらすという研究結果が得られています。

- 心疾患および脳卒中のリスクを低減
- 血圧を低下
- 高コレステロール値を低下
- 体脂肪を減少
- 精神的健康を増進
- 2型糖尿病のリスクを低減
- 骨密度を高めるため、骨粗鬆症の予防に有効
- 大腸癌のリスクを低減
- 健全な睡眠パターンの促進
- 自尊心の向上、うつおよび不安症状の緩和、気分の改善
- 体重コントロールに有効
- 柔軟性や協調運動能力を高め、怪我や転倒のリスクを低減
- 長寿に有効

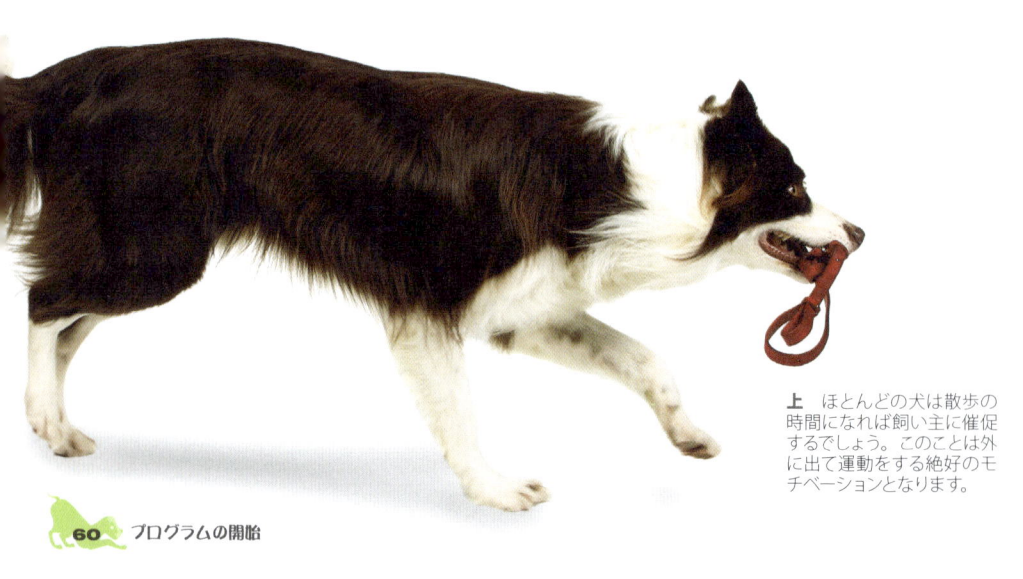

上　ほとんどの犬は散歩の時間になれば飼い主に催促するでしょう。このことは外に出て運動をする絶好のモチベーションとなります。

どのくらい歩けばよいか

　健康全般のためには、毎日30分以上の早歩きをお勧めします。しかし、10分の早歩きにも体力を増進する効果があります。1日30分のウオーキングを週5回続けた女性における体力増進効果は、1日3回10分のウオーキングを週5回続けた女性とほぼ等しかったことが、ある研究から明らかになっています。励みになる情報として、短時間のウオーキングは、長時間のウオーキングと比べて減量効果が高く、ウエストを細くする効果が高いことが報告されています。

　他の運動をほとんど行っていない場合でも、ウオーキングにはあらゆるレベルの健康と体力を増進する効果があります。ウオーキングは犬にとっても理想的な運動です。犬はあなたの目標をやすやすと達成し、あなたより高い体力をつけることができるはずです。

どのくらいの強度で歩けばよいか

　体力増進効果が得られるウオーキングの強度は年齢と体力レベルによって異なりますが、一般には"早歩きが最適"です。どのくらいの速さで歩くべきかを判断する簡単な方法は、"努力し過ぎない程度に速い"ウオーキングを目指すことです。ウオーキング中には会話を続けることができなければなりません（"会話テスト"）。犬の場合には、ウオーキングを楽しんでいる様子で、息切れしたり、休憩のため繰り返し立ち止まったりしない程度を目安としましょう（p.55を参照）。

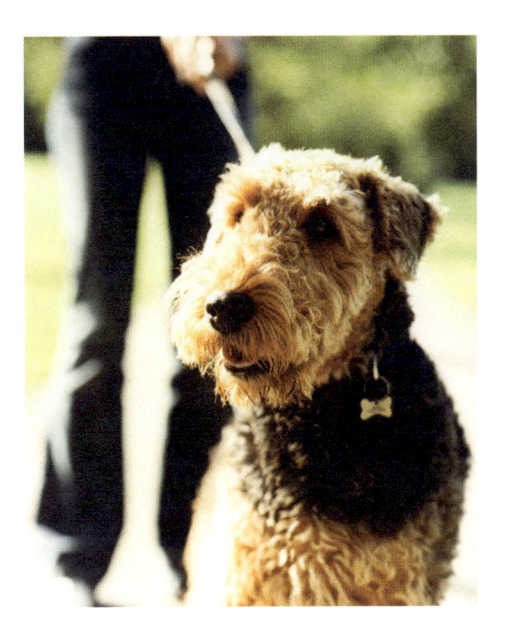

上　犬が散歩に熱中すると、あなたが歩きたい速さより速く歩かせようと急かすかもしれません。安全な場所であれば、あなたのペースで歩くことができるよう、リードを離しましょう。

1.6キロメートルのウオーキングでエネルギーが100カロリー以上燃焼されます。週3回、1日3.2キロメートルのウオーキングで、3週間ごとに0.45キログラムの減量効果が期待できます。

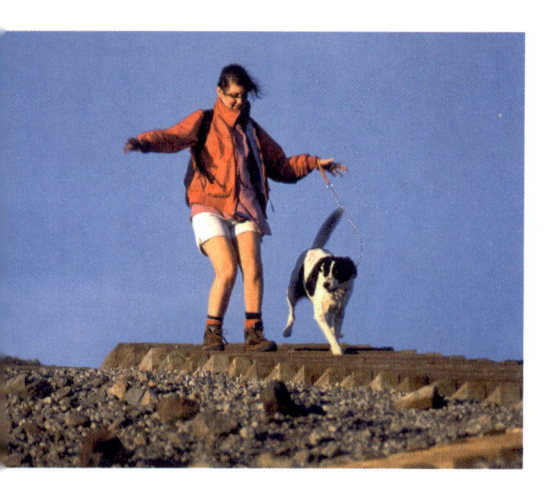

上　起伏のある場所でのウオーキングは、筋肉への負荷を高め、大きな有酸素効果をもたらします。

どこを歩けばよいか

どのようなウオーキングも有益ですが、起伏のある場所でのウオーキングは、脚、臀部や大腿筋に特に効果的であるとともに、大きな有酸素効果が得られます。平坦な場所を歩く時より足を高く上げ、身体の動きを細かく調節する必要があるため、カロリー消費量が26%も増加します。その上、起伏に富んだ地形に適応するため、筋肉と脳が協調的に働き、知力を高める効果もあります。

家の近所に緑豊かな公園や平坦な道や歩道しかなかったとしても、心配はいりません。どのような場所でウオーキングをしても1歩1歩に価値があります。重要な点は、運動の効率を高めるため、ペースを定期的に上げていくことです。歩数を増やす場合、ウオーキングの時間をいつもより増やすのではなく、ペースを自然に速めていってください。

レジスタンス運動を取り入れる

ウオーキングにレジスタンス運動を取り入れるには、あなたと犬は次のことを試してみましょう。

いつもと違う地面(砂地、浅瀬、落ち葉の上、高い草が茂っている場所、雪の上など)を歩きましょう。いつものウオーキングでは使わない筋肉に負荷をかけることができるため、トレーニング効果が上がり、筋力が増加します。

散歩中に障害物(ベンチ、木、溝、丸太など)を利用しましょう。障害物の上でバランスをとることは、協調運動能力や柔軟性を高める効果があります。犬には、障害物を飛び越えさせたり、障害物の下をくぐり抜けさせたりしましょう。

身体を使おう

できるだけ多くの筋肉群を使えば、当然、ウオーキングの効果が高まります。犬は四肢すべてを使って歩くので、全身運動することができますが、あなたの場合には少し負荷を追加する必要があるでしょう。

ウオーキングの際、両腕を90度に曲げた状態で肩から前後に振りましょう。脚と同じペースで振り続ければ、両腕を身体の側面につけた状態でウオーキングするよりカロリー燃焼量が10%も増加します。

犬をリードでつないで散歩する場合には、リードを少したるませた状態で歩くか、ケースからリードが引っかかりなく出入りする伸縮リードを

使用します。

　脚をいつもより高く上げて歩きましょう。起伏に富んだ場所が見つからない場合には、そのような場所をイメージして歩きましょう。行進しているように、脚全体をできるだけ高く上げましょう。

　犬に"エスコート"してもらいましょう。犬が何かによじ登る時も、角を走り回る時も、臭いをチェックするため立ち止まる時も、リスを追いかける時も、リードを引っ張りもっと遠くへもっと速く行こうとする時も、リードを犬の自由にさせ、あなたはそのペースについて行きましょう。このことは散歩中、犬にあなたを引っ張らせるのではなく（p. 69を参照）、ペースメーカーを務めさせることを意味します。あなたは愛犬がこれまでで最高のパーソナル・トレーナーであることに気づくでしょう！

注意！

散歩コースには車が高速で走行している場所をできるだけ選ばないようにしましょう。車通りの激しい道を歩かざるを得ない場合には、あなたが車道側を歩き、犬に内側を歩かせましょう。曲がり角にさしかかるたび、犬を止まらせ座らせます。このことは、道路を渡る前に待つことを教えます。時間はかかりますが、犬が逃げ出した場合に生命を救う可能性が高まります。

下　時には犬にあなたのペースメーカーを務めてもらえば、さらに充実したトレーニングを行うことができるでしょう。

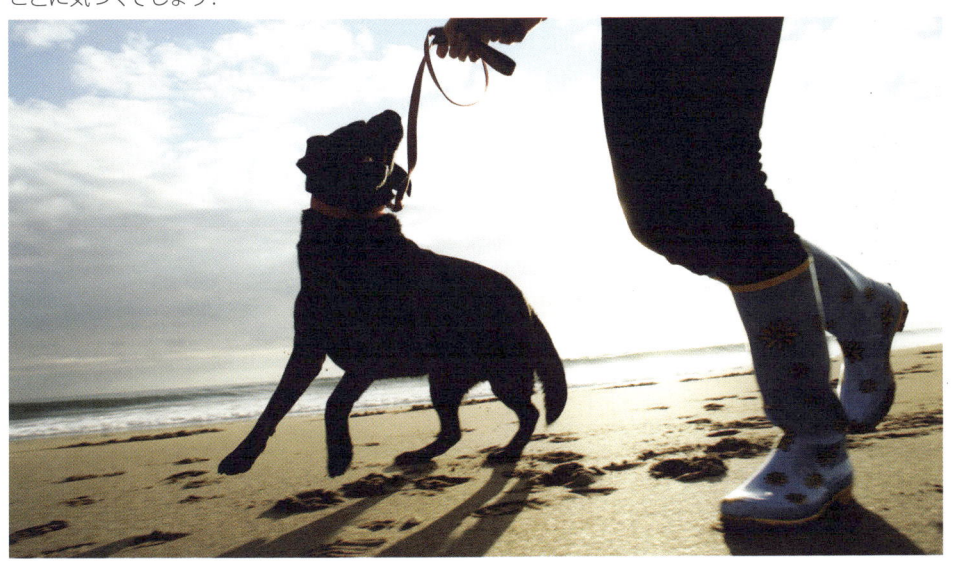

長距離ウオーキング

あなたが忙しい場合、必ずしも長距離ウオーキングやハイキングをスケジュールに組み込むことができるとは限りませんが、時間に少し余裕があるのなら、その効果はあなたにも犬にも絶大です。自然が損なわれていない田舎の新鮮な空気は、あなたと犬に喜びを与え、体力づくりの運動を快適にします。

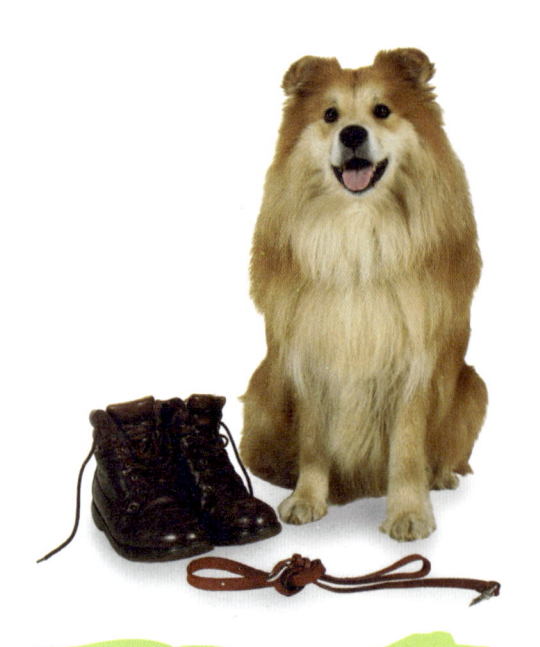

ゆっくりと始めよう

長距離ウオーキングやハイキングに出発する前、あるいは不案内な場所をウオーキングする前には、あなたも犬も準備が必要です。準備はゆっくりと行いましょう。徐々に歩行距離を延ばしていき、あなたと犬が疲労を感じたら歩くのを止めます。犬を地形や気を散らすものに慣れさせるため、近くの森林地帯で練習をしましょう。あなたと犬の調子が整ったら、一緒に長距離ウオーキングに挑戦することができます。

リードを離さない

リードを短時間離し自由に走らせたり遊ばせたりすることは、すべての犬にとって有益です。しかし、不案内な場所、特に森林地帯では、リードを常に離さないようにしましょう。周囲に何かいる場合には犬を自由にさせてやりたくなりますが、リードの長さを1.2〜1.8メートルに保つことは、犬がトラブルに巻き込まれるのを回避し、犬を他者から遠ざけるとともに、略奪者(ハンター、野生動物など)から身を守るのに有効です。リードをどうしても離さなければならない場合には、犬を視界の範囲内にとどめ、たと

計画を立てましょう。すべての公園、森林地帯、野原が犬に適しているとは限りません。また、犬の立ち入りが許可されていない場合もあります。何らかの制約がないか調べておきましょう。

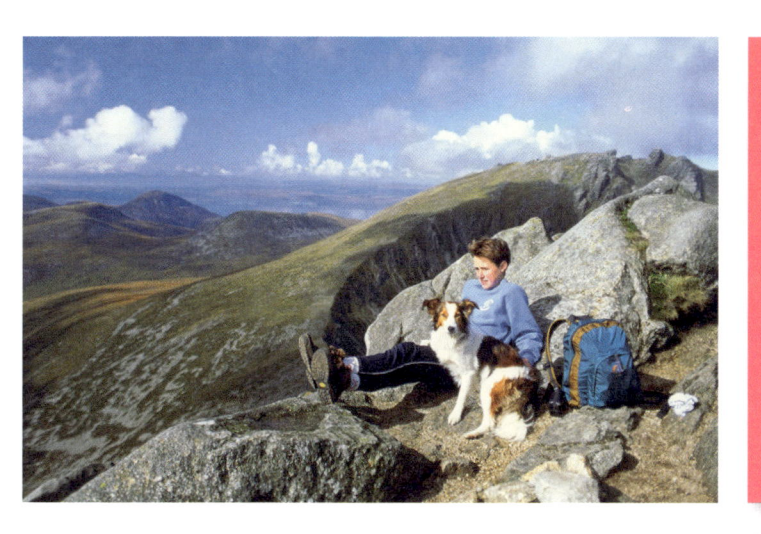

> **注意！**
> 犬が切傷や擦り傷を負った場合には、傷を消毒し、ウオーキングを中止する必要があります。起伏のある場所で爪のはがれや損傷が生じないよう、犬の爪をきちんとカットしておきましょう。

上　愛犬と外で1日を過ごすことは、絆を深めるすばらしい体験であるとともに、運動の絶好の機会でもあります。

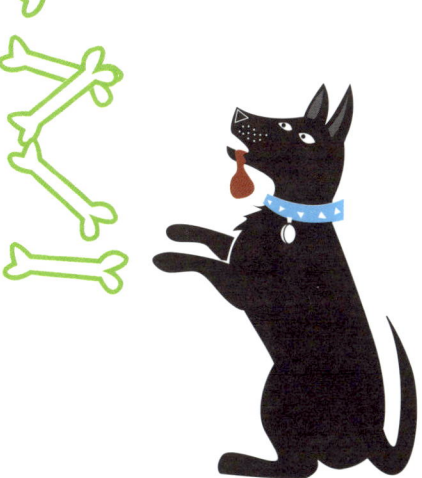

え犬が何かを追跡するのに夢中になっている時でも、声によるコマンドで犬を呼び寄せられるようにしておきましょう。

食料

　犬のトレーニングにおいてもうひとつ検討する必要があるのは栄養です。栄養バランスが完璧にとれている食事は、ハイキングや長距離ウオーキング中の犬のエネルギーを持続させます。健康的な間食（野菜、ドッグ・ビスケットなど）を十分に持って出かけましょう。また、外出がある程度の時間に及ぶ場合には食事を持って出かけましょう。ただし、激しい運動は、必ず犬が食事を消化してから行いましょう。あなたのエネルギー補給には、濃厚な間食（ナッツ類、種子類、乾燥・生フルーツ、全粒パンのサンドイッチ、パスタの冷製サラダなど）が適しています。

水休憩

　水はあなたにも犬にもきわめて重要です。あなたも犬も欲しいだけの量の水を欲しいだけの回数飲んでください。池の水はあなたの健康に対してより犬の健康に対して有害です。給水ボトルから水を飲むことを教えるか、折り畳みできる水皿を携帯しましょう。犬が日陰を探している場合、息切れが激しい場合や、歯肉が赤くなっている場合には、散歩を中止しクールダウンさせましょう。また、胃の上にあたる部分と鼠径部に静かに水をかけましょう。

下　いつもの散歩コースが起伏に富む場合や、地面がきわめて熱い場合には、迷わず犬用ブーツを購入しましょう。

足に注意する

　起伏に富んだ場所は犬の足を痛めるおそれがあります。ハイキング中に足裏を怪我することは珍しいことではありません。特に森林地帯や岩場では、足に切傷や擦り傷を負うおそれがあります。地形を選びながら歩くことは難しいですが、起伏の激しい地面、森林地帯や雪・氷上で犬を運動させる場合には、全地形対応のブーツを購入することができます。

　あなた自身のフットウエアも慎重に選びましょう。起伏のある場所を歩く際には、踵のサポートがしっかりしたフットウエアを選びましょう。また、足を保護するため、クッション性が高いもの、怪我を予防するため、外装がしっか

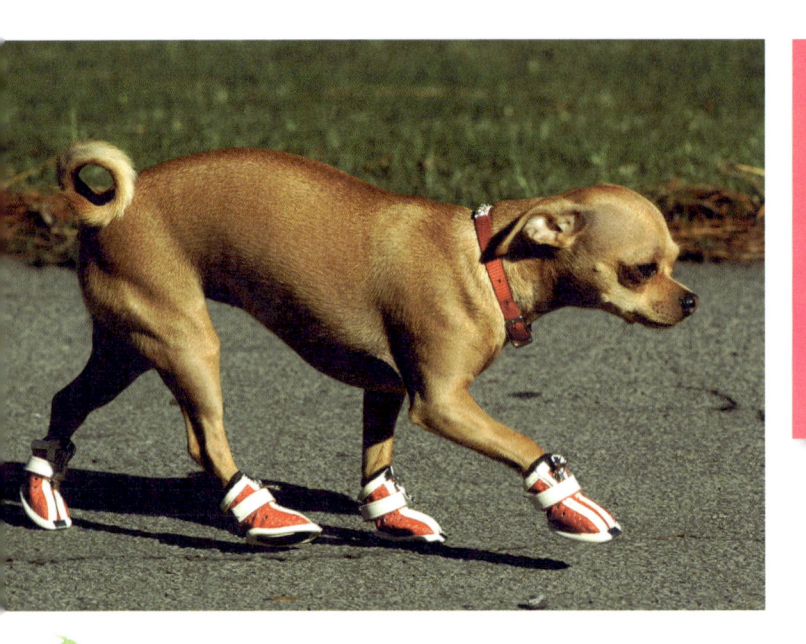

> **注意！**
> ハイキングが終わったら、犬の被毛にダニなどの昆虫がいないか、やけどがないか、トゲが付着していないかを注意深くチェックしましょう。イラクサ、ウルシ、ツタウルシと接触した徴候がないか注意しましょう。

犬の熱中症の徴候
- 疲れきった様子　●千鳥足
- 協調運動不全　●嘔吐
- 苦しそうな呼吸／激しい息切れ

りしたものを選びましょう。

暑さと寒さ

　気温が高いかきわめて低い場合には、犬が熱中症や低体温症を起こしていないか注意する必要があります。また、あなた自身も必ず気候に合った服装をしましょう。寒さに対する抵抗力はおそらくあなたより犬の方が強いでしょう。しかし、あなたが積雪地帯で生活している場合、雪、氷片や塩が犬の足指の間に入りこむと、感染や負傷の原因になる可能性があるため、犬用ブーツを購入し、犬の足を保護する必要があります。また、犬が細身の場合には、暖かいコートを購入するとよいでしょう。

　犬の身体は高温に適応するための十分な機能が備わっておらず、人間と同じように汗をかくことができません。したがって、暑い天候下での散歩は最小限にとどめ、比較的涼しい早朝や夕方を選び、草地や未舗装の道など蓄熱しない地面を選んで散歩しましょう。

右　犬が食料と水を自分で持ち運べるよう、ドッグリュックを購入しましょう。おそらく、あなたの食料と水も一緒に運んでくれるでしょう。

どのくらい歩けばよいか

　あなたも犬も快適で、散歩の合間に休憩を定期的に入れ、散歩中の心拍数が最適レベル（p.49を参照）に維持されている限り、好きな距離を歩いて構いません。「初心者」が調子を整えて臨む場合、最初のハイキングに適した時間は2時間です。

だれが荷物を持つか

　犬はハイキングの際、自分の体重分、あるいは少なくともその何割かの荷物を運ぶことができます。健康な犬はドッグリュックに体重の3分の1までの荷物を入れて運ぶことができなければなりません。最初は空のリュックに新聞紙を数枚詰めた状態で、リュックに慣れさせましょう。その後は、ハイキングの度に徐々に重さを増やしていきましょう。ただし、炎天下では過度の体温上昇をまねくおそれがあるため、リュックを運ばせるのはやめましょう。

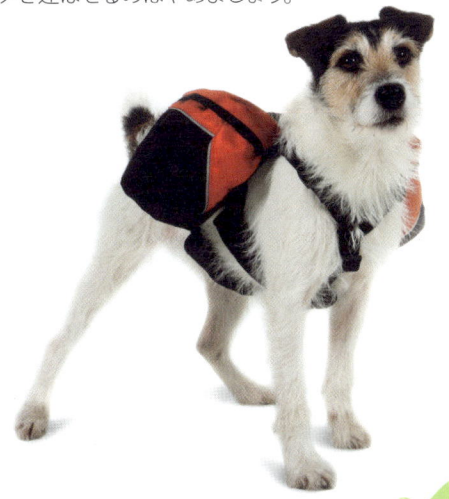

長距離ウオーキング

ジョギング

人間は多くの犬よりジョギングに適していますが、ジョギングを犬の日課にすることは、有酸素能力を総合的に高めるよい方法です。ただし、その場合、ジョギング中にトイレと臭い嗅ぎのための休憩を自由にとらせる必要があります。

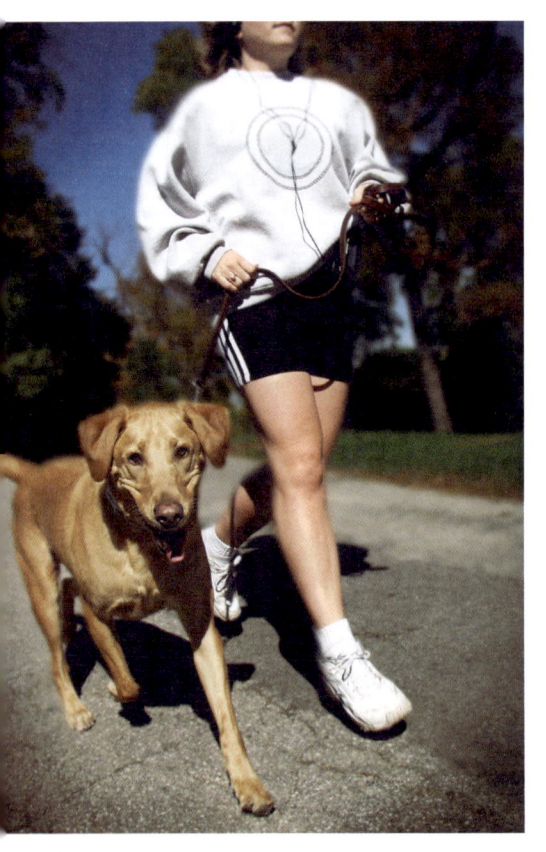

あなたがウオーキングを簡単に習得し、歩数が健康によいとされる1日1万歩以上に達している場合には（p. 49を参照）、いつでもジョギングに移行できると感じているでしょう。しかし、特に「集中的」に運動する傾向にあり、定期的な運動習慣がない場合には、ジョギングへの移行はゆっくりと行いましょう。あなたと犬が疲れずに20〜30分の早歩きをできるなら、ジョギングに移行することができます。

ジョギングの最もよい始め方は、ゆっくりとしたジョギングになるまでウオーキングのペースを高め、できるだけ長くそのペースを維持することです。不快に感じ始めた時点、あるいは息切れで話すことができなくなる時点が、能力の限界に達した時点と考えられます。早歩きにペースを落とし、心拍数が正常値（p. 49を参照）になるのを待ちましょう。

あなたと同様、犬もいつもの散歩や探索活動に短時間のランニングを織り交ぜ、徐々にジョギングに慣れていく必要があります。

左 ジョギングはハイインパクトな運動のため、すべての人間と犬に適しているとは限りません。しかし、あなたがジョギングをしようとすれば、犬も間違いなく一緒にジョギングするでしょう。

プログラムの開始

右　訓練を受けた犬は安全です。近くに他の犬がいる場合や、危険性のある物がある場合には、リードを短く持ち犬を引き寄せておきましょう。

愛犬は訓練されているか

　犬に足元につくことを必ず教えてください。ジョギング中は犬を常に横につかせることがきわめて重要です。ゆっくりしたペースで歩いている時に犬が急に前に出たり遅れをとることがある場合には、ペースアップした時に起こりうる問題をイメージしてみましょう。犬を引っ張り続ければ、喉を傷つけるおそれがあり、あなた自身もバランスを崩すおそれがあります。

　また、犬に「シット」と「ステイ」を教えましょう。これらのコマンドは、交差点に差し掛かった時や、狭いジョギング道や狭い通路で自転車、犬、他のジョガー、動きの素早いリスや、犬を注意散漫にさせる物が近づいてきて、犬を止める必要がある時、きわめて重要です。

　犬は、あなたが一定の速度で走り始めた時にはゆっくりとした散歩ではないこと、また、あなたが自転車を出してきた場合には、自転車との伴走を期待されていることをすぐに理解するでしょう。犬があなたのペースに合わせている時には褒めてやり、それが正しいということを教えましょう。犬はおそらくあなたのペースに合わせ続けようとするでしょう。

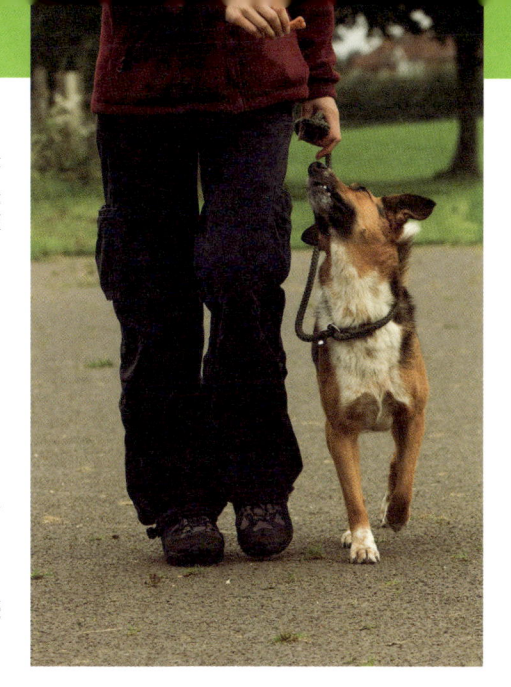

ジョギングに適した犬種

ジョギングはすべての犬種に適しているわけではありません。
● 脚の短い小型犬には、大型犬ほど長時間の散歩やジョギングをさせないこと。
● 短鼻種は、激しい運動をさせると呼吸障害を起こすおそれがある。短鼻種には、小さなパグから、ブルドッグ、ボクサーまで多くの犬種が含まれる。
● グレーハウンド、ウィペットなどの競争犬が、長時間走り続けられると思い込まないこと。これらの犬種は速く走るよう改良されているが、長距離を走るようには改良されていない。
● 幼犬や大型犬(全年齢)は、ジョギングやランニングを長時間させると関節に負担がかかりすぎる。短時間のダッシュは問題ないが、犬のペースで運動させること。

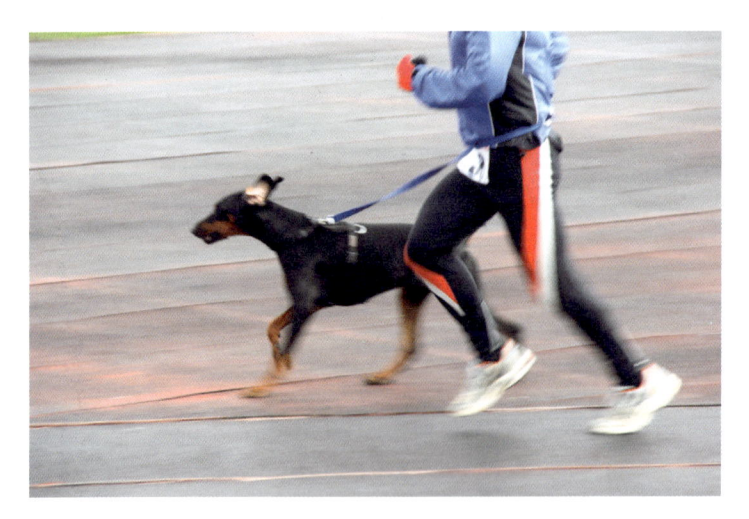

左　怪我と足の姿勢異常を予防するため、運動に適したフットウエアを選ぶことが重要です。

注意しよう

　犬は飼い主について行こうとするものですが、その理由はそうすることが犬の本能だからに他なりません。このような本能により、疲労や運動しすぎの徴候が覆い隠されてしまう可能性があります。そのため、犬に気を配り、負荷の高すぎる運動を強制しないようにしましょう。

フットウエアについて

　ジョギングから戻った後や、ジョギング中に犬の足取りやペースに変化がみられた場合には、愛犬の足裏をチェックしましょう。砂利や岩など地面の種類によっては、犬の足には負担が大きすぎる場合があります。足裏にひび割れや擦り切れの徴候がないかチェックしましょう。ガラスの破片や岩のかけらに警戒し、あなたはフットウエアを履いているが、愛犬は履いていないことに留意しましょう。

　あなたのフットウエアには、ジョギング用、ウオーキング用またはクロス・トレーニング用を選びましょう。米国足の外科学会によれば、優れたランニングシューズとは、アッパーが柔らかく、

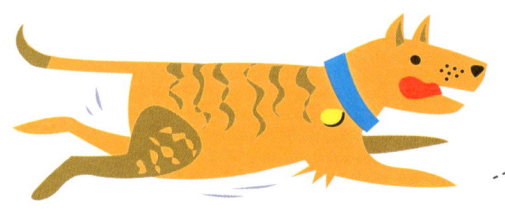

衝撃を吸収するためクッション性が高く、ジョギングまたはウオーキング中の足の自然な動きを促す舟底形状のソールを備えたものをいいます。

　つま先を動かせる余裕がある、いつもより半サイズ大きい靴を注文しましょう。しかし、踵は靴の後の部分にぴったりフィットしていなければなりません。ほんのわずかでも履き心地が悪いと感じた靴は購入すべきでありません。

あなたの目標

　インターバルトレーニングを始めましょう。インターバルトレーニングとは、急走期と回復期を短時間で繰り返すトレーニングのことをいいます。インターバルトレーニングは体力増進とジョギングのペースアップに効果があります。ウオーミングアップの後(p.58〜59を参照)、早歩きを開始してゆっくりのジョギングまでペースを上げていきます。続いて、速い走りとゆっくりの走り(回復期)を織り交ぜます。速い走り1分とゆっくりの走り(回復期)90秒を交互に行ってみましょう。

　この時、必ずしも犬と一緒にジョギングできなくても構いません。裏庭で遊ぶ時間の一部をジョギングに変更し、あなたが公園の周りをジョギングしている間、犬には遊び道具を置いていきましょう。週に1回、最長45分のセッションを行うか、30分のセッションを隔日で2回行いましょう。

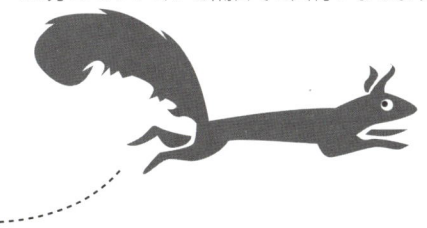

リードについて

　一緒に走るためには、あなたを引っ張らないよう訓練を施すことが安全上の理由からきわめて重要です。リードには、ハーネスから、ベルトに装着できるジョギング用のハンズフリーリードまでさまざまなものがあります。リードのもつれや事故を防ぐとともに、運動中にリス追いに夢中にさせないようにするため、犬をあなたから2メートル以内に保ちましょう。

ジョギングのヒント

いくつかの点に注意すれば、運動中の犬の安全と健康を守ることができます。
- あなたと離れ離れになった場合に備えて、必ず鑑札を付ける。
- 犬のランニングプログラムを開始する前に、必ず獣医師に相談する。
- 小枝などに引っかけて怪我をしないよう、足指の爪は常にトリミングしておく。
- 十分な水を携行し、何度も飲ませる。ただし、強制はしないこと。
- 昼間の暑い時間帯には決してランニングをしないこと。犬は人間より脱水状態に陥りやすい。
- 犬の息切れが激しい場合や、左右にふらつく場合には、ゆっくり歩きまでペースを落とす。
- 夜間にジョギングする場合には、反射材をあなたの衣類と愛犬の首輪に取り付ける。
- あなたも犬も満腹時のジョギングは避ける。
- あなたが選んだ運動場所に犬の立ち入りが許されていることを確認する。公園、遊泳場所や、森林地帯または自然保護区のなかにはリード付きであっても犬の立ち入りを禁止しているところがある。

ステップアップ

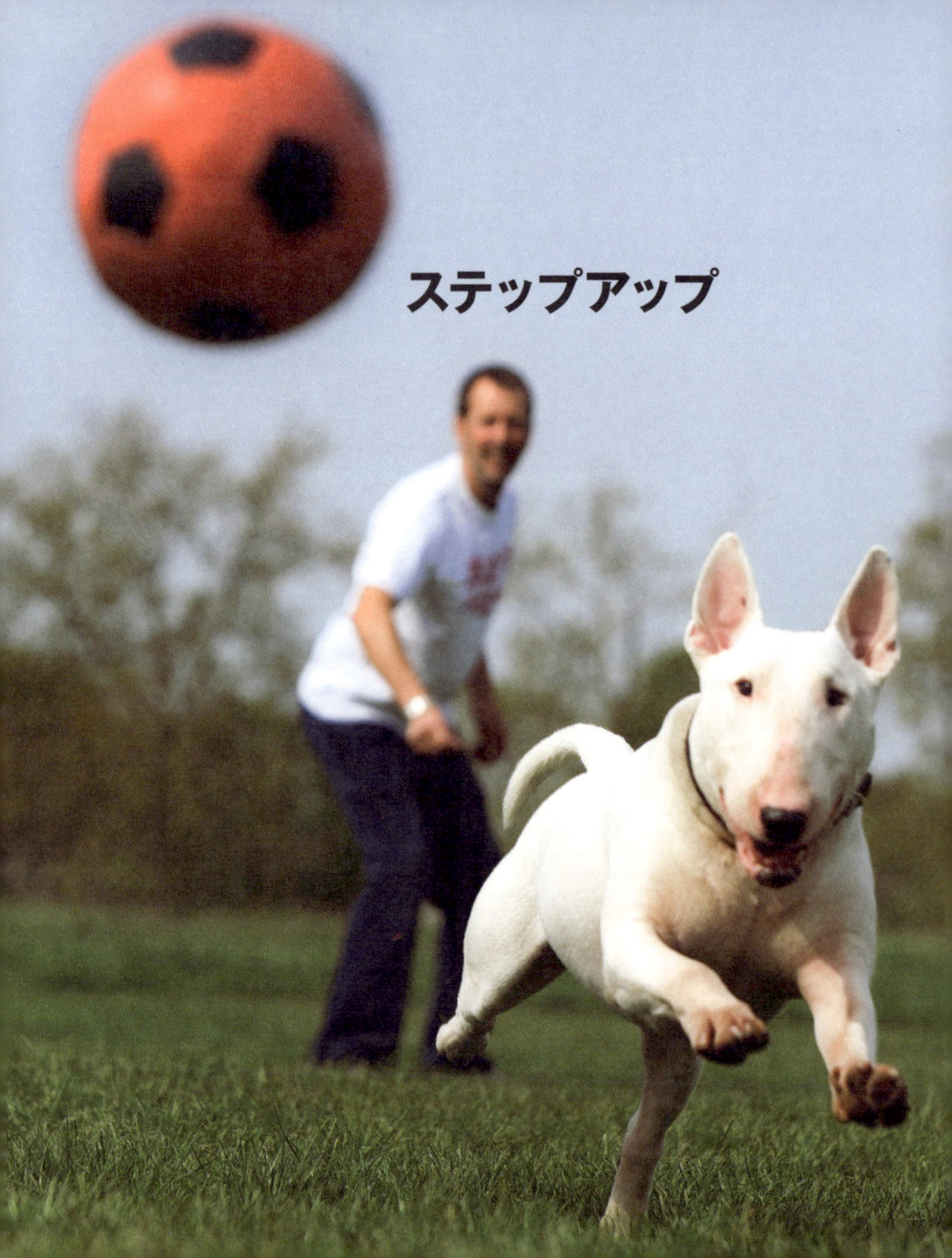

体重がいったん落ち始め、定期的な運動計画の効果を感じ始めれば、それが励みとなり、あなたは間違いなく運動を継続しようと思うでしょう。あなたと犬が得られる効果はいうまでもなく、両者の絆の強化、より健康的な体重や、あらゆるレベルでの心身の健康増進です。

　運動をする気が起こらない時や、やむを得ない事情により運動する時間がとれない時は必ずあるでしょう。また、停滞期に達し、芳しい減量効果が得られない時や、毎日の運動が退屈に感じる時もあります。秘訣はあきらめないことです。停滞期とは、身体の適応現象により、エネルギーの利用効率が高まり体重減少が一休みする期間です。数週間後には停滞期を脱出し、モチベーションも元に戻るでしょう。

　運動プログラムに変化をつけることや、維持モードにギアチェンジすることは、最終目的達成に向けた前向きなステップです。運動はそれ自体が楽しく、あなたのライフスタイルの一部になり、また、あなたが続けたいと感じるものでなければなりません。愛犬との毎日の散歩やランニングが以前ほど刺激的と感じられなくなったり、あなたも愛犬も新しいことに挑戦したくなったりするかもしれません。モチベーションを取り戻すためには、刺激的なボールゲーム、アジリティトレーニング(あなたも参加できます！)、自転車やインラインスケートを使ったトレーニング、水中トレーニングなどを取り入れることが必要かもしれません。

フェッチ・アンド・キャリー

多くの犬はフェッチ遊びが好きですが、取って来た玩具やおもちゃを飼い主に返したがらない場合があります。少しの忍耐さえあれば、訓練により、最悪の貯めこみ屋を優秀な拾い屋に変えることができます。フェッチ遊びは、犬を運動させることができると同時に、あなた自身の柔軟性と協調運動能力も向上させることができます。

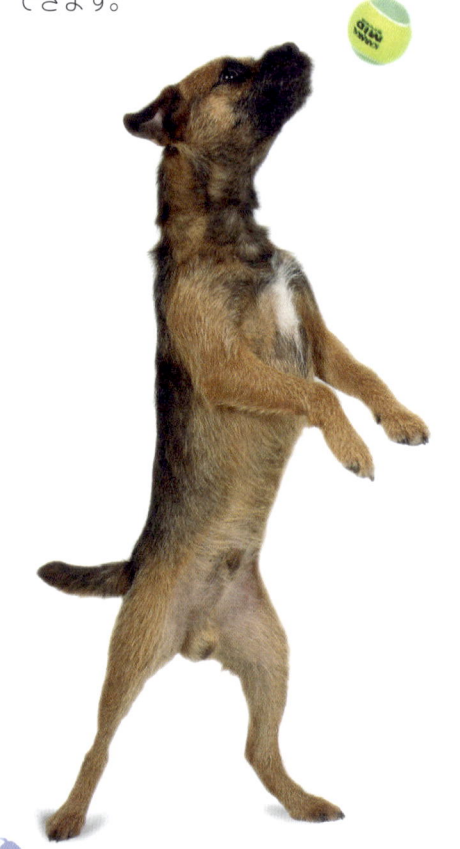

どのようなゲームも強制されたのでは楽しくありません。そこで、犬の要求に注意を傾け、手順をある程度は犬に決めさせましょう。ラブラドール・リトリバー、ゴールデン・リトリバーといった一部の犬種は、生まれつきリトリーブの名手ですが、その他の犬種はこれらの犬種ほど熱心ではありません。犬が楽しんでいる間のみ続け、その後は他のことをしましょう。犬はすぐにルールを理解するでしょう。

フェッチ遊びの手順
フェッチ遊びやリトリーブ遊びは犬の刺激になり、犬の持つほとんどの感覚と筋肉を使うことになります。

左 ボールや玩具を取ろうと手を伸ばしたり跳び上がったりすることは、犬にとってすばらしいストレッチ運動になります。

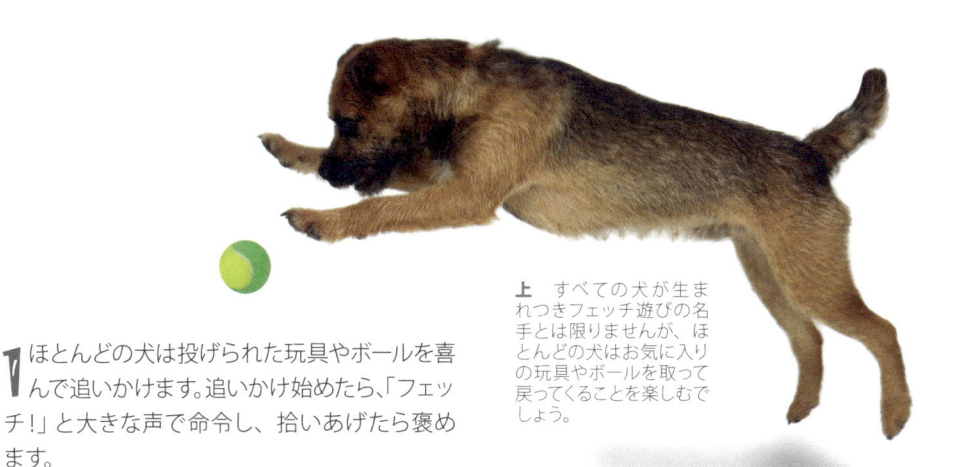

1 ほとんどの犬は投げられた玩具やボールを喜んで追いかけます。追いかけ始めたら、「フェッチ！」と大きな声で命令し、拾いあげたら褒めます。

2 犬が玩具またはボールをくわえたところで、「カム」と言います。あなたの元へ戻り始めたら励ましの言葉をかけ、褒めます。

3 犬が興味を失い、正しい道から外れた場合には、犬が理解するまで、最初の玩具またはボールを投げるところから再開します。

上 すべての犬が生まれつきフェッチ遊びの名手とは限りませんが、ほとんどの犬はお気に入りの玩具やボールを取って戻ってくることを楽しむでしょう。

4 犬が（最終的に）あなたのもとに戻ってきたら、「シット」と命令します。反射的に玩具またはボールを落とさない場合には、代わりにトリーツを与えます。

5 犬がボールを落としたら、必ず大げさに褒めましょう。

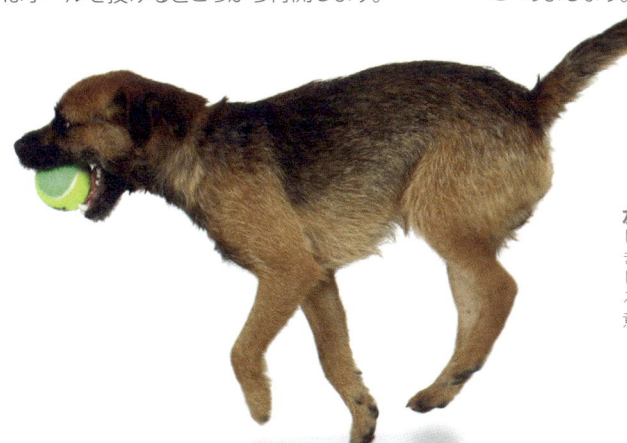

左 犬の大きさに合わせて、しっかりくわえることができる小さいボールを選びましょう。ただし、小さすぎると喉に詰まらせるので注意しましょう。

フェッチ・アンド・キャリー

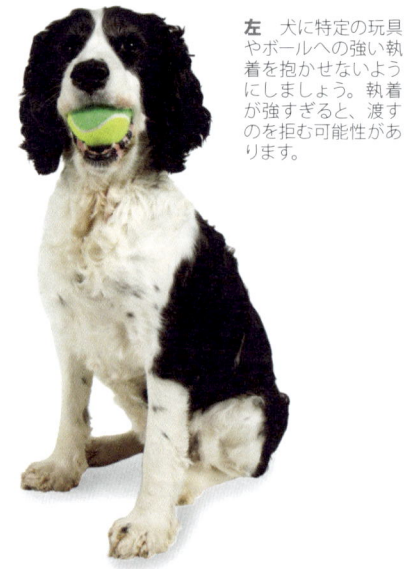

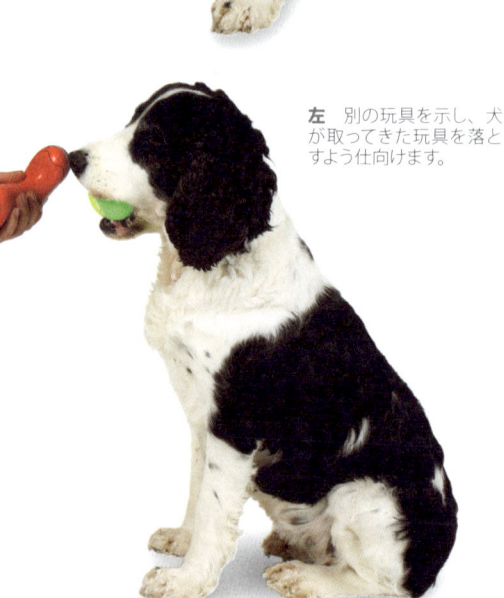

左 犬に特定の玩具やボールへの強い執着を抱かせないようにしましょう。執着が強すぎると、渡すのを拒む可能性があります。

左 別の玩具を示し、犬が取ってきた玩具を落とすよう仕向けます。

執着を抑える

同じ玩具に執着し、渡すことを拒む犬もいます。このような行動は、数種類の玩具を使用することや、古い玩具を取ってきたら新しい玩具と交換することにより防止することができます。この方法は、要求された時に玩具を返せば、もっとよいものをもらえることを犬に教えることができるため、有用なトレーニングのヒントです。

ドロップ！

特に犬が玩具を放したがらない場合には、「ドロップ！」のコマンドを教えましょう。玩具が口の中にある時に、手で犬のあごの下を静かに持ち、「ドロップ！」とコマンドをかけます。口からボールを注意深く取り出してから褒めます。その後、ボールを犬に返します。そうすれば、犬はあなたに服従すれば、玩具を取り上げられないことを理解します。

ゲームの時間

ゲームは犬の精神に刺激を与え、活発に運動させるのに最も効果的な方法のひとつです。また、あなたのリーダーシップを楽しみながら築くことができます。ボール、フリスビーや、キューキュー鳴る玩具を用いたフェッチ遊びは、あなた自身が汗びっしょりになることなく、犬に十分なトレーニングをさせることができる優れた方法です。

スポーティング・グループの犬種（リトリバー、スパニエルなど）は、生まれつきフェッチ遊びの名手で、玩具やボールを簡単にあなたに渡します。その他の犬種（テリアなど）は玩具であろ

うとボールであろうと、取られまいとしっかりくわえる傾向にあります。

どのような犬にもコマンドで物を落とすよう教えることができます（前ページを参照）。ただし、この遊びの道具として、食べられる物（生皮など）を選ばないようにしましょう。犬は決してあなたにそれを返そうとしないでしょう。

ゲーム中にあなたができる運動

あなたは確かに、最小限の労力を使って座ったまま玩具を投げることができます。しかし、フェッチ・ゲームをもっと活動的なものにすることもできます。

玩具を投げる際、腕をできるだけ遠くに伸ばすようにすれば、柔軟性が高まるでしょう。特定の場所を目指して投げれば、協調運動能力が向上するでしょう。

玩具を投げる時や、犬が取ってきた玩具を回収する時にはかがんで腕を伸ばします。この時、筋肉を限界まで伸ばすようにすれば、柔軟性を高める効果があります。

玩具を投げる際、助走をつけてジャンプします。心拍数が上昇し、酸素を豊富に含んだ血液が全身に一気にめぐります。

変化をつけるため、時には犬と一緒に玩具を追いかけたり、引っぱりっこを

> **注意！**
> すべての玩具がフェッチ・アンド・キャリーゲームに適しているわけではありません。ボールは犬のあごの大きさにしっかり合ったものを選んでください。くわえられないほど大きすぎるものでも、窒息の危険があるほど小さすぎるものでもいけません。玩具は犬が飲み込めるような小さいものを決して選ばないでください。犬が過度に興奮すると、窒息を起こすおそれがあります。また、棒切れや木の枝も避けましょう。犬の口に刺さり怪我の原因となります。

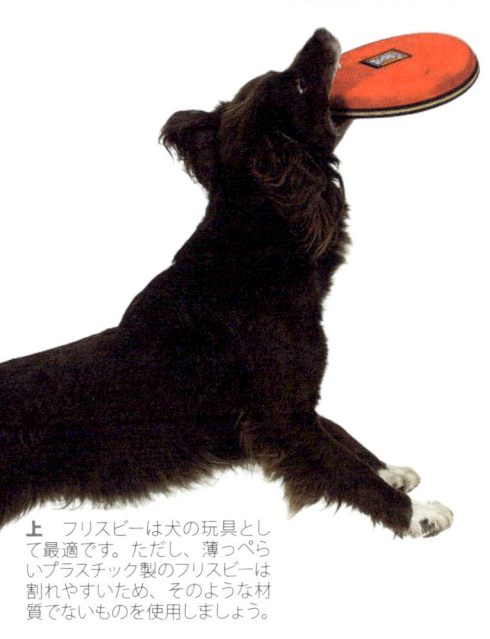

上 フリスビーは犬の玩具として最適です。ただし、薄っぺらいプラスチック製のフリスビーは割れやすいため、そのような材質でないものを使用しましょう。

したりして遊びましょう。しかし、あなたが「ドロップ」とコマンドをかけた時にゲームが終了することをはっきり教えましょう。

ボールで遊ぼう！

すべての犬が生まれながらにサッカーのスター選手とは限りません。また、レフトを守りたがったりキャッチャーをやりたがるとは限りません。しかし、ボールゲームは優れた全身運動であり、体力を維持する効果も期待できます。ボールゲームは楽しいので、犬のモチベーションを何時間も維持させることができるでしょう。犬がボールを追って走ったり、ジャンプしたり、ダッシュしたりすることは体力増進効果があるばかりでなく、動きの順序、反応、空間視力のトレーニングにもなります。しかし、適切な大きさのボールを選び、犬が過度の興奮のため、あごを固く閉じても耐えうる強度をもつことを確認することが重要です。

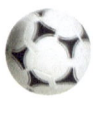

下　犬は新しいゲームを覚えるのが大好きです。サッカーはあらゆる年齢の犬に適した運動です。

どのようなボールが適しているか

転がしたり投げたりする場合には、硬質ゴム製の小さなボールが適していますが、窒息を引き起こすほど小さいものを使用してはいけません。また、耐久性があり、犬がしっかりとくわえられるものを選んでください。いくつかのゲームには、皮製または厚手のプラスチック製のサッカーボールが最適です。テニスボールは短期間の使用には適していますが、使用しているうちにボールを覆う繊維が犬の歯で破壊されるで

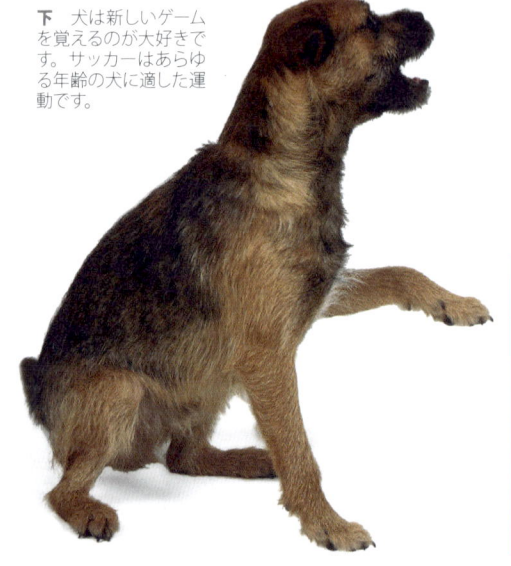

> **注意！**
> 空気で膨らませた軽量のボールを犬に渡したままにしないように注意しましょう。犬がボールにかみつき、パンクしたボールの破片を飲み込むおそれがあります。

ステップアップ

しょう。手の平サイズからサッカーボール大までの軽いボールを選びましょう。「ドロップ」のコマンドでボールを放すよう犬をトレーニングしましょう（p. 76を参照）。

ゲームの種類

次のボールゲームをいくつか試し、いつものフェッチ・アンド・キャリーに変化をつけてみましょう。犬はこれらのゲームを気に入るはずです。

モンキー・イン・ザ・ミドル

数人の友人または家族で、犬を中心とした円座を組みます。犬の身体の高さで小さなボールを投げ合い、犬がボールをキャッチしようとするよう仕向けます。犬がキャッチに成功した時には、投げ合いを少し休止し、犬がボールで遊べる時間を設けます。その後、ゲームを再開します。

ボール・ボクシング

このゲームでは、犬にボールをまっすぐ投げても大丈夫ですが、空気で膨らませた軽量のボールのみを使用しましょう。犬を空中にタイミングよくジャンプさせ、鼻口部を使ってあなた（またはあなたのいる方向）にボールを返させましょう。この刺激的なゲームには転倒が付き物です。そのため、このゲームに適した草の多い場所で行いましょう。

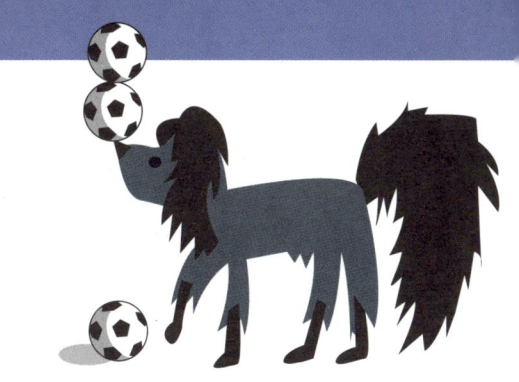

ドギー・ボール

ボール・ボクシングをマスターしたら、次はネットを使ったゲームに挑戦しましょう。犬に「プッシュ」というコマンドを教えてください。

1 ボールの下にトリーツを置きます。犬はトリーツを手に入れるため、ボールを前方に押し出すでしょう。

2 犬がボールを前方に押し出そうとするのと同時に「プッシュ」と言います。

3 これを2〜3回試みます。その後、ごほうびは1回おきにし、最後にはトリーツがなくてもボールを押せるようになるまで練習します。

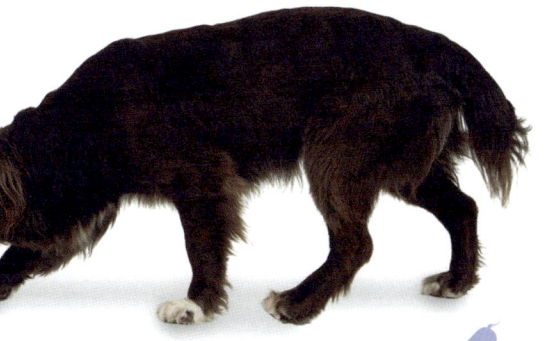

右 犬はドリブルの名手です。犬が鼻でボールを押しながらコーンまで運ぶことができたら褒めてあげましょう。

左 ドギー・バレーボールに挑戦してみませんか。軟らかいボールならどのような大きさのものでも使用できます。

次に、犬を低いネット(首の付け根以下の高さが目安)の後に立たせます。犬の頭上にボールをそっと投げ、「プッシュ」とコマンドをかけます。そのコマンドが、空中の物体を押し返すという意味であることをわかり始めるのに数回かかるでしょうが、すぐに理解するでしょう。多くの犬はとっさにボールをキャッチしようとするでしょうが、根気強くボールを押し返すよう命じます。押し返したボールがネットを越えたかどうかにかかわらず、鼻口部か頭部でボールに触れようとするたびに褒めてあげましょう。

犬が鼻、頭部または鼻口部でボールをはね返すことを習得したら、ネットの向こうにボールを返すよう促すことができます。まさにバレーボールです。

サッカースター

サッカーの相手が欲しいと思った時には、犬とサッカーをしましょう。犬の周りでドリブルしたり、ゴールに向かって犬にボールをパスしたり、犬より高い位置でリフティングをしたり、犬に鼻口部や足でボールを押させてみましょう。ほとんどの犬はゲームを理解するのに長い時間を要しませんが、シュートを決めることはないでしょう。ゲームを楽しみましょう。ゲームの一環として、犬があなたからボールを奪った時には大きな声で褒めましょう。また、あなたが犬からボールを奪うことを許すよう教えましょう。

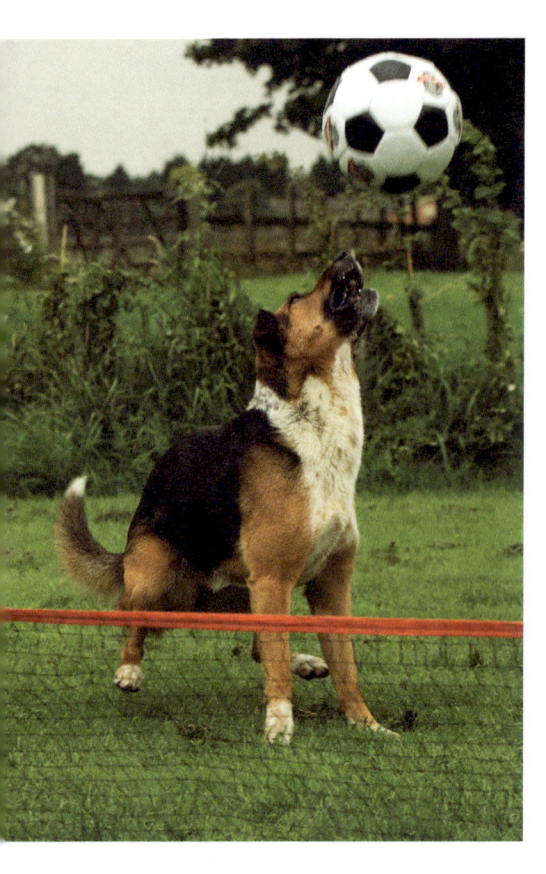

これらの刺激的なゲーム中にペースを落とすため、「シット」、「ダウン」などのコマンドが必要となる場合があります。この方法を用いることにより、犬はいつもあなたが主導権を握っていることを理解するでしょう。

コーン・スラローム

コーンを並べ、「ウィーブ」のコマンドでコーンの間をジグザグにドリブルするよう教えます。まずは、コマンドでボールを押すことを教えます。このゲームは、コーンで作った短いコースに左肩から入るところから始めます。

1 「プッシュ」とコマンドをかけ、犬がコーンに近づいたら「ウィーブ」とコマンドをかけます。あなたが進ませたい道順にトリーツを数個置いておけば、犬はそれをたどって障害物コースを進むでしょう。

2 あなた自身が「ウィーブ」とコマンドをかけながらコーンの間をジグザグに進んでいき、犬を誘導します。

3 犬が単独でコースを進めるようになるまで、あなたは何度も誘導しなければならないでしょう。犬がコースの最後にたどり着くたびに盛んに褒めトリーツを与えます。

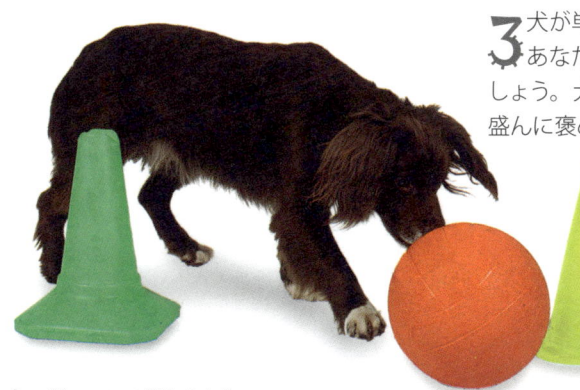

上 犬にコーンの間をドリブルすることを教えれば、協調運動能力を発達させる効果があります。

注意！

ボールを犬の顔面めがけて投げたり、小さなボールでキャッチボールをしたりしてはいけません。敵対的な態度を誘発したり、後者の場合には窒息を引き起こしたりする危険があります。

ゲーム中にあなたができる運動

これらのゲームはすべてあなた自身の運動にもなります。ボールを投げる時には、身体を空に向かって伸ばしましょう。サッカーやモンキー・イン・ザ・ミドルをする時には、ジャンプしたり走ったりしましょう。バレーボールをパスする際には、完璧なボールを返しましょう。あなた自身がコーンの間をドリブルし、犬に手本を示しましょう。1歩1歩が、また、ちょっとした努力が燃焼カロリーを増やし、体力を増進させます。

一緒にアジリティ

アジリティ(agility)コースはその名が示す通り、敏捷性(agility)と柔軟性を高めると同時に、すべてのレベルの体力を向上させ、犬に必要不可欠な刺激を与えます。その上、あなたも犬と楽しみを共有し、あなた自身も同じ効果を経験することができます。

注意!
バーを高すぎる位置にセットし、高くジャンプさせすぎるのはやめましょう。犬が頑張り、トレーニング効果が高まるように思うかもしれませんが、怪我をしやすくなります。

右 ランニングとジャンプは有酸素運動になるばかりでなく、犬の柔軟性も高めます

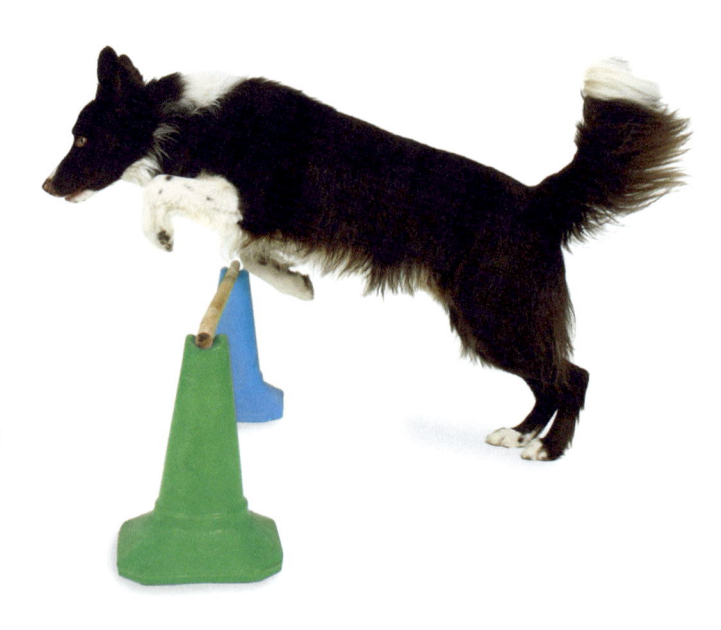

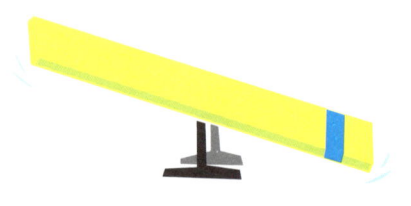

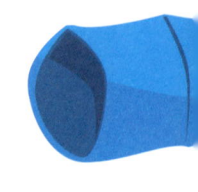

ステップアップ

アジリティコースは、巧緻性や敏捷性を高める効果のある丸太や板渡りなどの種目を含む障害物コースです。ほとんどの犬はコースを駆け巡ることを楽しみ、また、飼い主を喜ばせたがります。そのため、犬が何かをマスターするたび十分に褒めてあげましょう。犬がアジリティに消極的な場合には、一部の種目にでも挑戦させることができるか確かめてみましょう。

オリジナルのコースを作成する

コースにあなたが取り入れたい種目は、バランス、ウィービング、ジャンプ、トンネルくぐり、さまざまな障害（フラフープなど）のくぐり抜けなど数多くあるでしょう。コースの準備にはさほど費用はかかりません。ほとんどの用具は中古品が購入できますし、子供用の遊具を工夫して利用することもできます。

アジリティの基礎

安全を確保し怪我を防ぐため、アジリティ用具の選定やコースの作成に役立つ基本的なヒントを示します。

- 犬が転落した場合に備え、安全に着地できる場所を選びましょう。また、表面が滑りにくい用具を選びましょう。設置場所は芝生が最適です。
- 犬を傷つけない材質を選びましょう。軽量プラスチック製のパイプ、木材、PVC製のバーや接続金具はいずれもよい選択肢です。
- 跳び越えに使用する障害（バー、ハードルなど）は固定せず、犬が接触すると落下するように渡します。これにより怪我が防止できます。しかし、ベース部分は安定させ、犬が接触しても倒れにくいようにしてください。
- 障害と障害の間には十分な間隔を確保しましょう。ジャンプをする際は、踏み切り前の助走（約5歩分）と着地後の走り（約4歩分）にある程度の間隔が必要です。
- アジリティコースの練習に入る前に、犬が基本的なコマンド（p. 76〜81を参照）を理解している必要があります。トレーニング中、犬が課題をやり遂げることができた時には、玩具または健康的な間食をごほうびに与えましょう。
- 犬に厳しく強制したり、挑戦を怖がったり嫌がったりしているのに無理強いしないようにしましょう。忍耐強く、1回に1種類の障害を使用するようにしましょう。

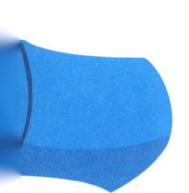

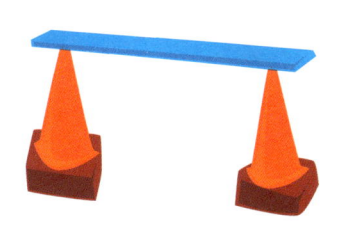

ジャンプ

ジャンプはほとんどのアジリティ・トライアルの中核をなします。犬に多くの筋肉群を使用させ、筋力、協調運動能力や柔軟性を高めます。本格的なジャンプ障害物を購入することもできますが、自分で製作することもできます。高さは犬の大きさに応じて設定し、肩より高くジャンプさせないようにしましょう。

ジャンプ障害物には、2本のコーンに軽量プラスチック製のパイプを渡したもの、四角い枠にジャンプ用の「窓」や古タイヤを吊るしたもの、手で持つ用具（フラフープなど）などがあります。難易度は障害物によって異なります。例えば、数センチメートル離して2本のバーを渡せば、ジャンプの難易度がさらに上がります。

ジャンプのトレーニング

すべての犬が生まれながらにジャンプの名手とは限りません。最初は低いバーを使用してゆっくりと始め、徐々に肩の高さまで近づけていきましょう。

1. 犬にリードをつけ、障害物までゆっくり走らせジャンプさせます。
2. その時「オーバー」とコマンドを出します。犬がジャンプするたびにこのコマンドを使います。
3. 犬がジャンプできたら、十分に褒めます。ジャンプが数回できたら、玩具をごほうびとして与えます。
4. 犬がマスターするまでジャンプを続けます（必要な場合にはあなた1人でジャンプして見せます）。
5. 障害物の前で止まり、犬に1頭でジャンプするよう促します。
6. 止まる位置と障害物の距離を毎回延ばしていきます。止まった位置で「オーバー」とコマンドを出します。
7. 最終的には、障害物を指差しコマンドを出すだけでジャンプできるようになるでしょう。

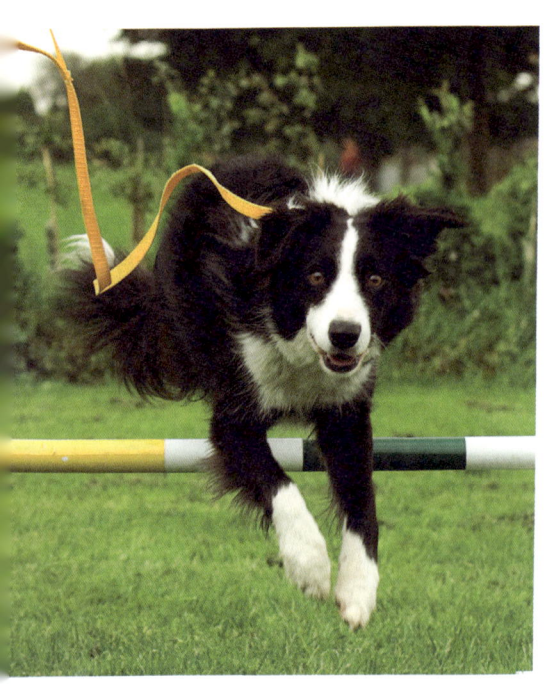

上　最初は低いバーを使い、犬がコマンドで跳び越えることができたら、十分に褒めましょう。

ステップアップ

右 犬がハードル間の距離を容易にマスターできる場合には、障害物を高すぎないようにすれば、2本以上のハードルを渡しても構いません。

ハードルへのステップアップ

　ハードルは犬に跳び越えさせる一連のジャンプ障害物です。最初は1台のハードルを使って練習し、3〜4台を一列に並べることができるまで1台ずつ増やしていきます。ハードルは必ず直線に並べ、それぞれの間隔は5歩以上空けましょう。ハードルをばらばらの角度で並べると、新しい位置の障害物をクリアしようとして筋肉や腱を傷めるおそれがあります。

1 犬がハードル1台を軽々と跳び越えた場合には、もう1台追加します。

2 2台目のハードルを跳び越える際、犬の横を走り、「オーバー」とコマンドを出します。

3 2台目のハードルを一緒に跳び越えます。その後、スタート地点にもどり、2台のハードルを一緒に跳び越えます。

4 犬が自信をもって跳び越えられるようになったら、「オーバー」のコマンドと手信号で跳び越えさせます。その後、徐々に、ジャンプを示す手信号のみで犬が跳び越えられるようにしていきます。

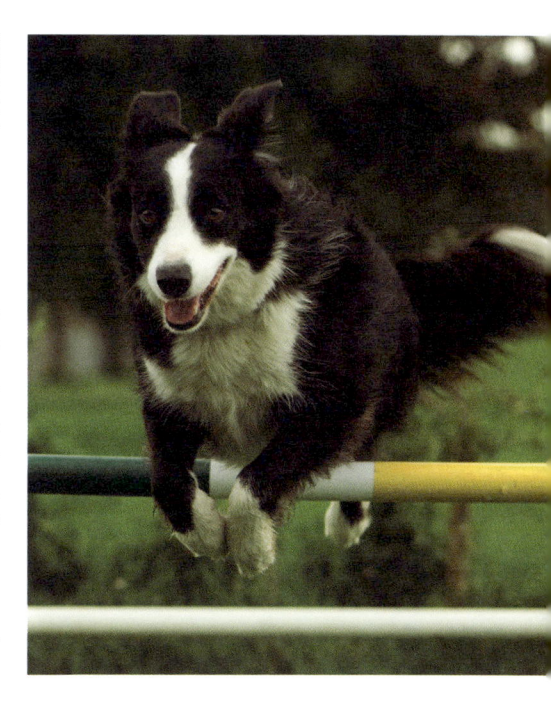

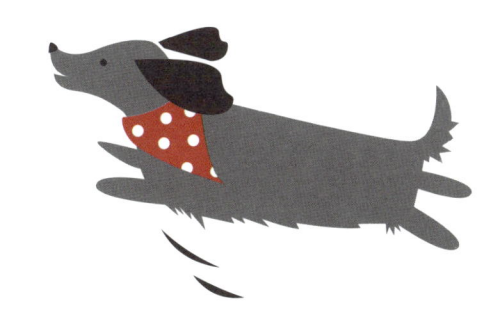

円周歩行

本格的なアジリティ競技会では、後方歩行や円周歩行ができることが期待されます。これらの運動は犬の刺激になり、協調運動能力を高めます。

1 閉じた手の平の中にトリーツを持ち、犬の前に立ちます。

2 トリーツを渡してはいけません。もらえないとわかったら、犬は後ずさりし始めるでしょう。

3 後ずさりし始めたら「バック」とコマンドをかけます。その後、トリーツを与え十分に褒めましょう。

4 犬が自発的に後ろ向きに歩くようになるまで、何度も練習します。後ろ向き歩行できる距離を徐々に延ばしていきます。

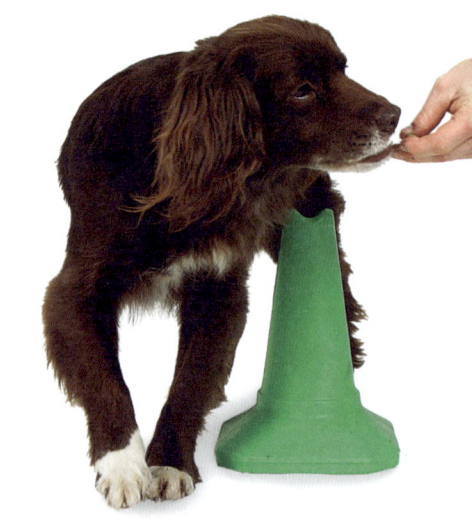

上　最初の数回は、犬が正しくできた時には必ずごほうびを与えます。

犬が後方歩行をマスターしたなら、いつでも円周歩行へとステップアップできます。

1 犬の横に障害物を置きます。コーン、バケツ、イスなどが適しています。

2 手にトリーツを持った状態で「アラウンド」とコマンドをかけながら、犬を誘導して障害物の周りを歩かせます。

3 犬が障害物の周りを1周できたら、トリーツを与えます。

4 犬がコマンドで障害物の周りを1周できるようになるまで続けます。

5 次に、この手順を後方歩行で繰り返します。

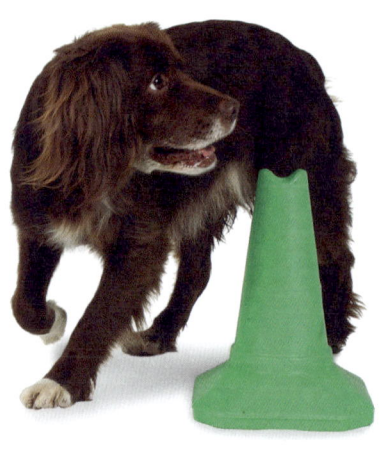

上　円周歩行をマスターすれば、障害物をクリアできるでしょう。

フラフープ

これは簡単なアジリティ運動で、地面が滑らない場所ならどこでも行うことができます。フラフープを高すぎる位置に持たないよう気をつけましょう。肩より高くまでジャンプさせないようにしましょう。

1 フラフープはできるだけ動かないよう低い位置に持ちます。こうすることで、この障害に対する犬のおびえを減らすことができます。

2 もう一方の手でトリーツを示し、「スルー」とコマンドを出します。

3 フープを毎回2.5センチメートルずつ上げながら、これを繰り返します。その間、「スルー」とコマンドを出し続けます。

4 犬が基本をマスターしたら、フラフープにトリーツを投げ入れ、「スルー」とコマンドを出します。おそらく躊躇なくジャンプしてフラフープをくぐり抜けるでしょうが、犬が自信をもってくぐり抜けられるようになるまで続けます。

5 フラフープを徐々に犬の肩の高さに近づけながら、この過程を繰り返します。

6 犬がフラフープを難なくくぐり抜けることができるようになったら、レベルを上げ、枠の内側に固定されたタイヤまたは「窓」のくぐり抜けに挑戦させます。

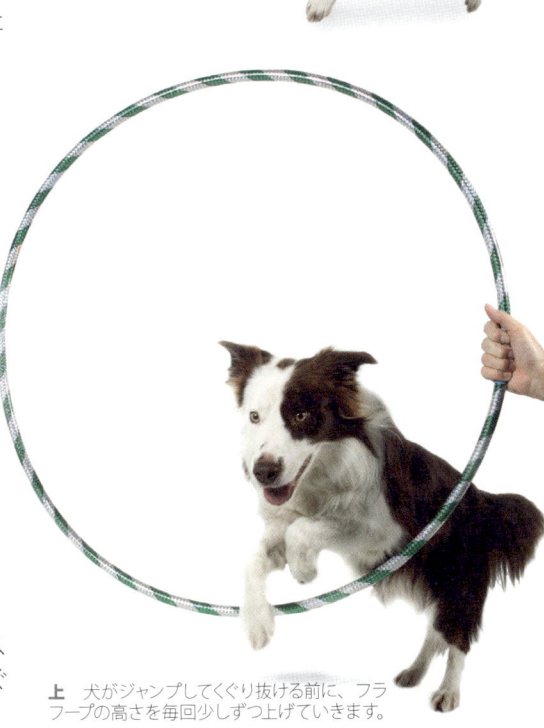

上 犬がジャンプしてくぐり抜ける前に、フラフープの高さを毎回少しずつ上げていきます。

ウィービング

コーンを並べ、その間を前方歩行または後方歩行でジグザグに進ませます。この運動には、犬がサッカーのドリブル（p. 81を参照）をマスターする際に習得した技術と、新たな技術を必要とします。あなたはボールを使って教えることも、ボールなしで教えることもできます。

シーソー

この運動は犬の平衡感覚を高める効果があります。シーソーは、支柱となる安定した土台の上に木の厚板をセットすることにより簡単に作ることができます。軽量の木材を選びましょう。また、表面を滑らかにし、裂けを防止するために塗る塗料は、無害のものを使用しましょう。犬がシーソーの中央（バランスポイント）付近まで歩いていくと、重みで前に傾斜するので、下がった側から飛び降りさせます。

1 トリーツを使って、犬をシーソーの中央まで歩くよう誘導します。前に傾斜し始めたら、ごほうびにトリーツを与えます。

2 下がった側の端まで犬を誘導します。この時、必ずシーソーの端まで歩かせ、あまり早く飛び降りさせないようにします。

3 この過程を数回繰り返し、徐々にごほうびなしでもできるようにしていきます。

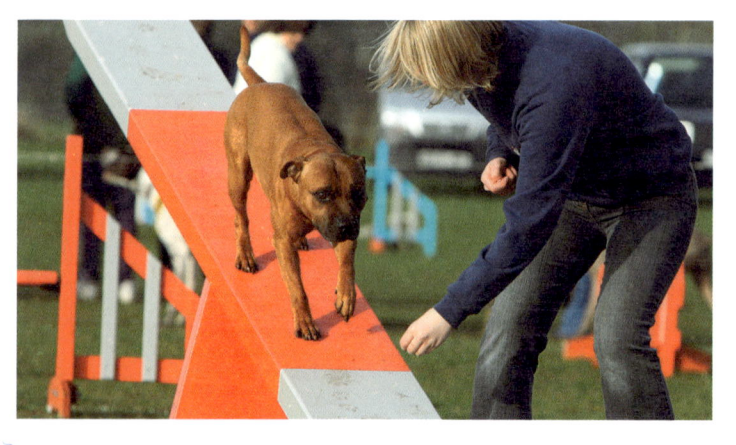

> **注意**
> 手作りの用具を使用する際には、裂けを防止するため、必ずヤスリをかけ塗料を塗ってください。あるいは、犬が表面をしっかりつかむことができるようシート状または帯状のゴムを入念に貼り付けましょう。

左 シーソーの歩き方を教えることは、犬の平衡感覚を向上させる効果があります。

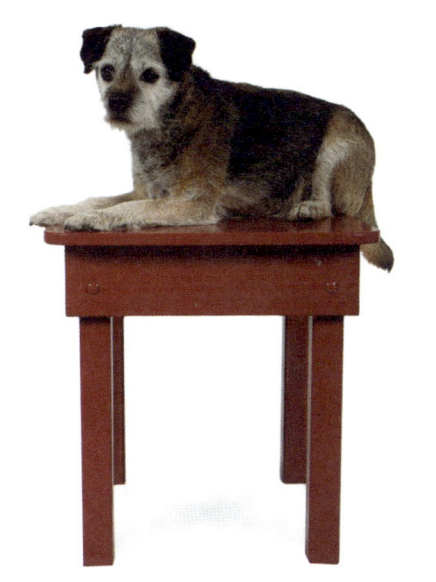

上 コマンドがあるまでテーブルの上でとどまっていられるよう訓練します。

静止

　"静止"には、91センチメートル角の頑丈なテーブルまたは箱を使用します。この上に犬を飛び乗らせ、伏せまたは座れの姿勢で静止させます。あなたの指示があるまで犬にテーブルから飛び降りさせてはいけません。テーブルは頑丈で表面が滑らかで、犬が容易に飛び乗ることができる高さ（肩の高さ以下）のものを使用します。興奮しやすい犬を落ち着かせるのによい運動で、服従性と集中力を高めます。

1 テーブル中央にトリーツを置き、犬をテーブルの上に誘導します。その時、「テーブル」とコマンドをかけます。

2 犬がテーブルに上ったら、「ステイ」または「シット」とコマンドをかけます。

3 落ち着いて座っていることを確認しながら、数秒待ちます。そして、「ダウン」とコマンドをかけます。

4 コマンドをかける前に犬がテーブルから飛び降りた場合には、最初からやり直し、合図がなければ飛び降りてはいけないことをはっきり教えます。

5 犬が降りる前に10秒以上待つことができるようになるまで、練習を続けます。

トンネル

トンネルの先が見えにくいことに恐怖を感じる犬もいますが、トンネルはほとんどのアジリティコースに欠かせない刺激的な種目です。身をかがめトンネルをくぐる動きには、柔軟性と筋力を高める効果があります。

子供用のおもちゃのトンネルは、軽量ワイヤー製の骨組みと垂れ下がってこない硬質の素材(すなわち中をくぐりやすい素材) でできており最適です。本格的なコースの場合、ほとんどのトンネルの長さは3.6〜4.5メートルですが、初心者には、長さよりこの運動を行うこと自体の方が重要です。トンネルは左右に動かないよう必ずしっかりと固定します。また、犬が反対側を見ることができないよう、わずかにカーブさせます。

トンネルの種類には、全力疾走用の広いトンネルもあれば、這いながら進むのに適した低く狭いトンネルもあります。犬はすぐにトンネルの種類による進み方の違いを理解するでしょう。トンネルをくぐっている間、「トンネル」とコマンドをかけ続けます。

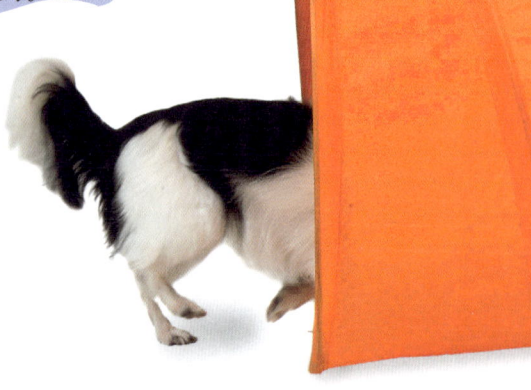

1 犬が暗所に入ることに不安を覚えないよう、最初はトンネルをまっすぐにします。

2 最初は短いトンネルから始めるとよいでしょう。多くのトンネルは長さを調節できるようアコーディオン状になっています。

3 一方の端の前に座るよう命じます。あなたはもう一方の端の前にひざまずきます。そうすれば、犬はあなたの姿を見ることができます。

4 「トンネル」とコマンドをかけながら、トンネルを通り抜けるよう促します。トンネルから出てきたら、トリーツを与えます。

5 短いトンネルを確実に通り抜けられるようになったら、トンネルを少しずつ長くしていきます。トンネルを通り抜けている間は、「トンネル」とコマンドをかけ続けます。

6 あなた自身がトンネルに向かって走りながら「トンネル」とコマンドをかけ、犬にトンネルを走り抜けるよう促します。犬がトンネルをゆっくりと走り抜けている間、トンネルに平行して走り続けながら、「トンネル」とコマンドをかけ続けます。

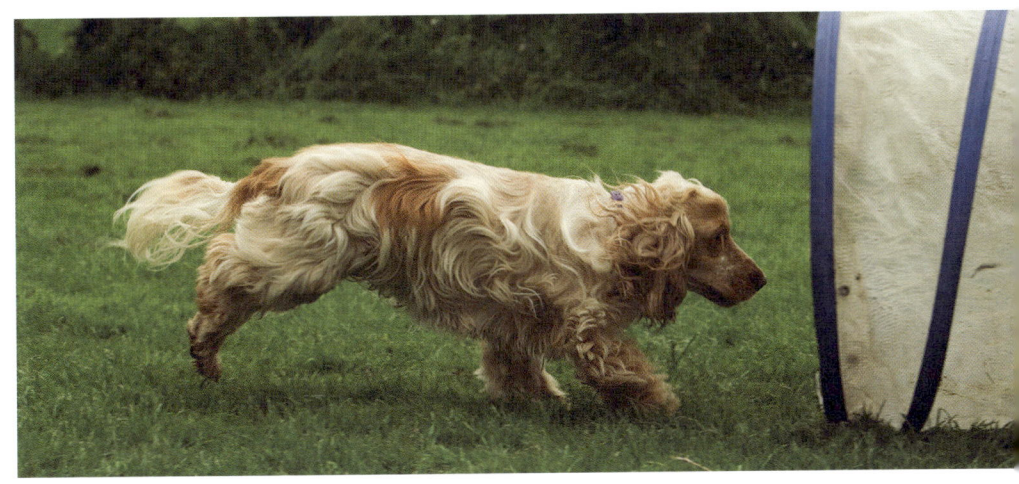

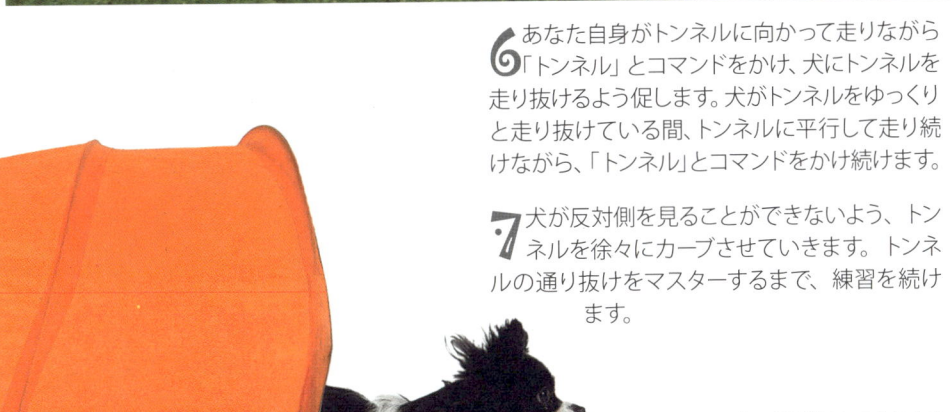

7 犬が反対側を見ることができないよう、トンネルを徐々にカーブさせていきます。トンネルの通り抜けをマスターするまで、練習を続けます。

上 最初はトンネルに入ることを警戒する犬もいます。反対側の端の前でひざまずきましょう。そうすれば、犬はあなたの姿を見ることができます。

左 短いトンネルから始め、犬が確実に通り抜けられるようになったら、徐々に長くしていきます。

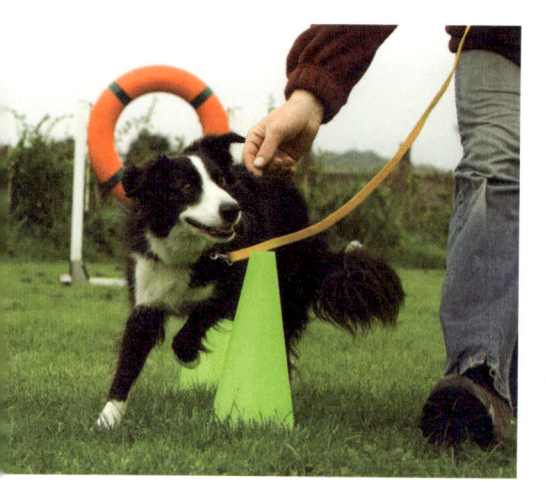

タイムトライアル

あなたと愛犬の体力が最適なレベルに近づきつつあるのであれば、1歩進んで、コース1周に要するタイムを計ってみましょう。さまざまな障害物を円状に並べます。各障害物の間には十分な間隔を設けます。犬が楽しんで快適にこなすことができる数の障害物を使用します。始める前にウオーミングアップを必ず行います（p.58を参照）。タイムの計測はあなたと愛犬の体力を増進させるのに最適な方法です。競争的要素を取り入れることはやる気を起こさせるばかりでなく、アジリティを一層盛り上げます。

上 アジリティコースを1周することを初めて教える際には、犬のリードを短く持ちます。

右 最初は犬と一緒に走ります。そうすれば、犬は何を求められているのかを理解します。

次ページ 輪やトンネルの反対側に立ち、犬にくぐり抜けるよう促します。

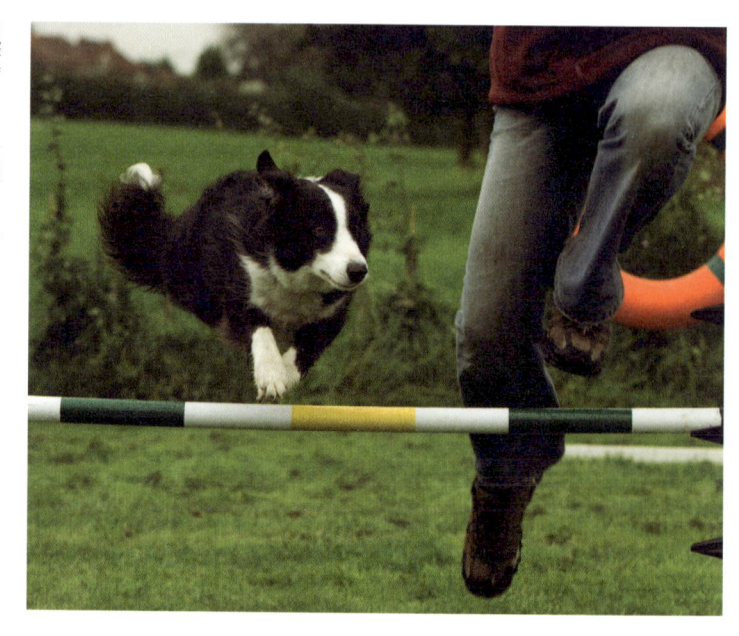

1 早歩きでコースを一緒に1周します。この時、犬がすべての障害を独力でクリアできていることを確認します。

2 小走りまでスピードを上げ、コースをもう1周します。

3 最初に「ゴー」のコマンドでコースを一緒にスタートします。あなた自身がすべてのジャンプや、トンネルのくぐり抜けを行います。犬はすぐに自分に求められていることを理解し、どの障害も省略してはいけないことに気づきます。

4 犬が退屈しないよう、最初はコースを短く設定します。

5 練習を数回行えば、犬は独力でコースを1周できるようになります。最初は前を走り、ついて来るよう促す必要があるかもしれません。しかし、最終的には、犬は求められていることを理解し、コースを「ゴー」のコマンドで1周できるようになります。

6 タイムを計測し、毎週数秒ずつでもタイムが短くなるよう練習します。

7 あなたが気力に満ちている場合や、十分な運動が必要な場合には、あなた自身がコースを回ってみましょう。

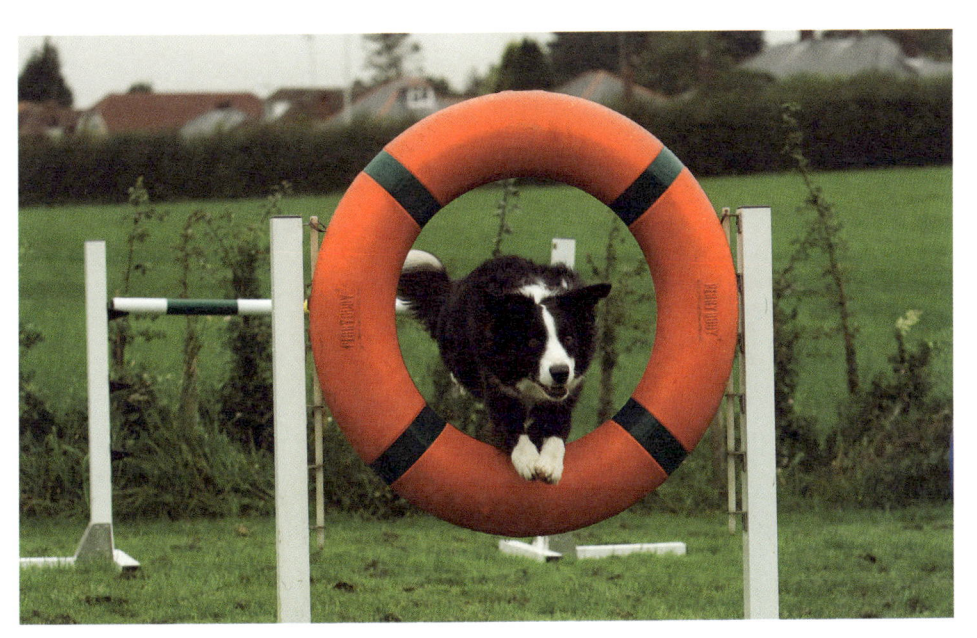

自転車やインラインスケートを使ったトレーニング

多くの犬は、あなたが自転車に乗っている時やスケート靴を履いている時でも、自然とついて来るようになります。しかし、怪我や過労を防ぐための予防措置を講じることは重要です。さらに、一定の速いペースでついて来るのに適していない犬種もあります(p.69を参照)。

サイクリング

サイクリングはきわめて効果的な運動で、1時間に約800カロリーを燃焼できます。運動能力が発達し体力がきわめて高い犬の場合、自転車の伴走は他の運動よりきわめて効果的なトレーニングになるでしょう。そり用犬の冬場に向けたコンディション作りに自転車の伴走が使用される場合もあります。プログラムは必ずゆっくりと開始し、徐々に距離を延ばし、スピードを高めていきましょう。犬が活力にあふれ体力がきわめて高い場合を除き、一緒にサイクリングができるものと決めてかからず、まずは必ず獣医師に相談しましょう。

始め方

最初は自転車を引いてゆっくりと歩き、その間ずっと犬に話しかけます。犬があなたの足元について歩き続けることができたら褒めましょう。リードを引っ張ったり、突然止まったりしてはいけません。犬があなたの隣について歩くことができるようになったら、自転車に乗って短距離こいでみます。距離を徐々に延ばしていき、犬に持久力と自信をつけさせるとともに、あな

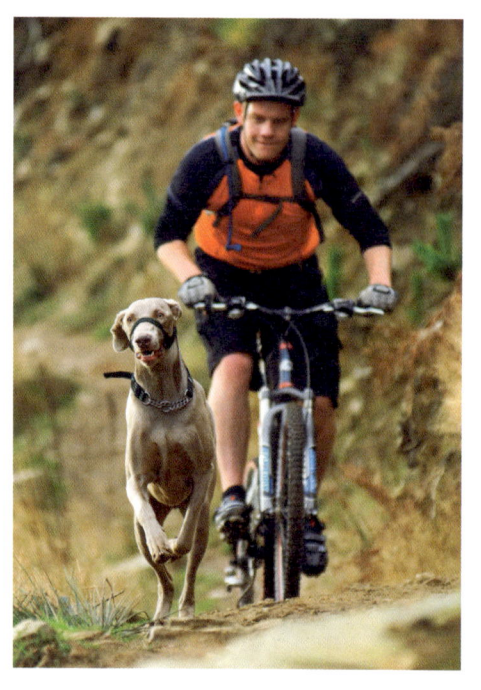

上 犬とのサイクリングを始める前に、犬が専用のリードを使用して自転車のそばについて走ることを楽しんでいるかどうかを確認しましょう。

早歩きの約半分の時間で同じ効果を得ることができます。サイクリングはローインパクトでもあるため、あなたが関節に問題を抱えている場

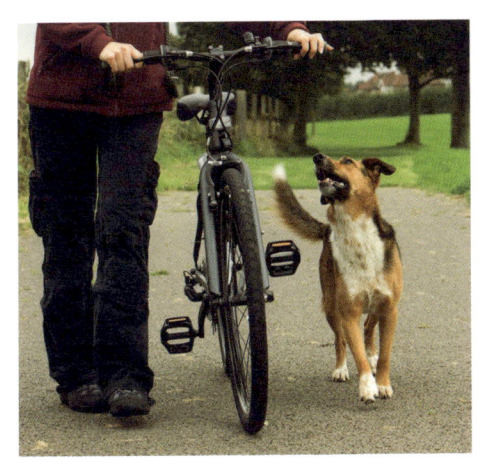

左 最初は自転車を引いて歩き、犬が足元について歩くことができたら褒めましょう。

> **注意！**
>
> 他の自転車乗りや歩行者が多くいる通りや場所で、犬と一緒にサイクリングやスケートをしないようにしましょう。行儀がきわめてよい犬であっても、注意散漫となり、突然走り去ったり立ち止まったりする可能性があり、重傷をまねく危険があります。

たに歩調を合わせる能力を高めさせます。

サイクリングをする際の注意点

　自転車の付属品のなかには、横について走らせ、犬があなたのバランスを崩すのを防止する用途の製品が多くあります。決して、リードをハンドルに結ばないでください。自転車の横について安心して走らせることができる犬の場合、静かなオープンスペースであれば、リードは必要ないかもしれません。

　十分な水を携行し、犬が疲労の徴候を示したら休みます。なかには、飼い主が犬の周りを自転車でぐるぐると回っている間、喜んで座って水を飲む犬もいます。

　あなたが時間に余裕がない場合、サイクリングはよいトレーニングになります。ジョギングや

一緒にサイクリングするのに適していない犬種

犬が自転車やスケートについてジョギングやランニングをする場合には、かなり速いペースが必要です。このような運動に適していない犬種もあります。次の犬種については、サイクリング、スケート、ジョギングを一緒にするのはやめましょう。

- イングリッシュ・ブルドッグおよびフレンチ・ブルドッグ
- キャバリア・キング・チャールズ・スパニエル
- シー・ズー
- スタッフォードシャー・ブル・テリア
- チャイニーズ・シャー・ペイ
- 狆
- パグ
- ブリュッセルズ・グリフォン
- ペキニーズ
- ボクサー
- ボストン・テリア
- ラサアプソー

自転車やインラインスケートを使ったトレーニング

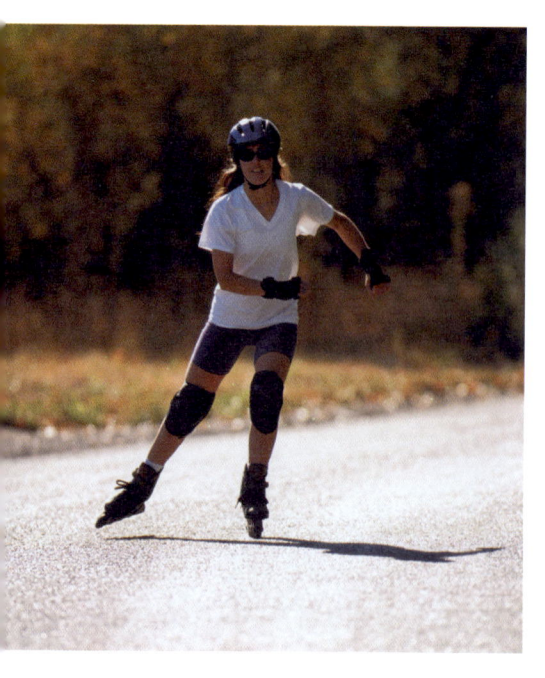

には、怪我や痛みの危険性を低減しつつ、十分な有酸素運動を行うことができます。

運動時間

　ほとんどの犬と飼い主に適したサイクリング時間は30分ですが、最初は10分から始め、徐々に時間を長くしていきましょう。あるいは、自転車を引きながらのウオーキング10分、サイクリング10分、自転車を引きながらのウオーキング10分を、あなたと犬の両方が休みたくなるまで続けても構いません。活気に満ちあふれた犬であれば、十分な休憩をとりながら、最長60分まで自転車に伴走できます。

インラインスケート

　インラインスケートは素晴らしい運動です。インラインスケートは愉快なだけでなく、簡単に体重を落とし、血行や心肺機能を向上させることができるほか、脚の筋肉全体のトレーニングにもなります。さらに、体力のある犬であれば、伴走し同じ効果を得ることができます。

　インラインスケートはサイクリングと同様、ローインパクトであるため、膝や腱に問題を抱えている人も、ランニングやジョギングの代わりに行うことができます。インラインスケートによる負傷者数は、ジョギングやランニングによる負傷者数ほど多くありません。また、スケートは心拍数を上げる効果がジョギングより高いことが研究から明らかになっています。

　体力が中程度の人では、インラインスケート中のカロリー燃焼率が毎分19カロリーにのぼ

上　犬とスケートする前に、あなた自身、こつがつかめるまでしっかり練習しましょう。

次ページ　リードを短く持ち犬を横につかせます。そうすれば、犬が引っ張ってバランスを崩すことはありません。

注意！

インラインスケートは、転倒さえしなければローインパクトな運動です。そのため、必ず足元に気をつけ、適切な保護具を装着しましょう。骨や関節に問題がある場合には、行わないようにしましょう。

り、61分間で150グラムの脂肪を落とすことができると、ウィスコンシン州で実施されたある研究から明らかになっています。ランニングで同じカロリーを燃焼しようとすると、同じ時間で約16キロメートルを走る必要があります。

犬とインラインスケートをする場合

多くの専門家は、犬と一緒にインラインスケートをすることを勧めていません。その理由は、犬と一緒の場合、バランスを崩しやすく、怪我（場合によっては重傷）の原因になりかねないためです。

犬とスケートする前に、こつがつかめるまでしっかり練習しましょう。インラインスケートは数回の練習でマスターできます。しかし、手にリードを持った状態で転倒すれば、あなたも犬も怪我をする可能性があり、すべてが台無しになってしまいます。推奨される保護具を必ず装着しましょう。また、自信を持って停止できるペースより速くならないようにしましょう。

リードは常に短く持ちます。リードが長いと犬があなたの前を横切りスケートで、ひいてしまう危険があります。最初はリードの長さを1.8メートルにしましょう。また、引っ張ったり引っ張られたりしないよう、必ずジェントル・リーダーを使用しましょう。犬から目を離さないようにしましょう。犬がついて来るのに必死な様子の場合には一緒に止まるか、犬を休憩させ、その間、犬の周囲でスケートしましょう。

ゆっくりと距離を長くしていきます。0.8キロメートルから始め、あなたと犬の両方が休みたいと思うところまで、運動量を増やしていきます。

安全上の問題

犬とスケートする際には安全を確保するため、次の安全策を講じてください。
- 車両、他のスケーター、子供が通る場所や、起伏のある地面（あなたと犬が転倒するおそれがある）を避けること。
- 交通量が比較的少なく涼しい早朝や夕方遅い時間帯を選ぶこと。
- 脇に緑地帯が整備されている道を探してみること。そうすれば、犬は草の上を走ることができ、関節や足裏の負担が少なくなる。
- 速度に注意すること。

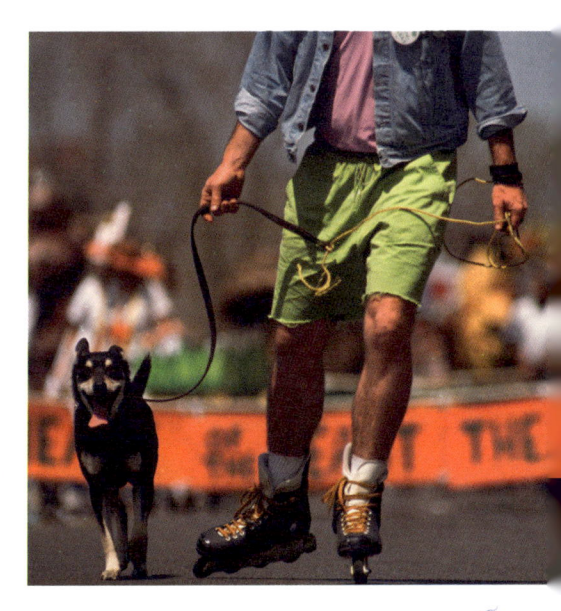

水中トレーニング

ほとんどの犬は水が好きです。また、水中でクールダウンしたり遊んだりすることも好きです。水泳などのウオータースポーツは、あなたにとっても効果的なローインパクト運動であり、よい筋肉のトレーニングにもなります。

水泳は柔軟性とスタミナを高めます。また、関節に問題を抱えている人に最適な運動であるほか、過体重の人が活動性を高めるため最初に行う運動にも向く穏やかな運動です。

また、水泳は他のほとんどの運動と比較して使用する筋肉量が多く、ランニングやサイクリングと異なり上半身と下半身の両方の運動になります。特に、水泳や他の水中運動(アクアビクスなど)は、心血管系に対する明らかな効果があります。

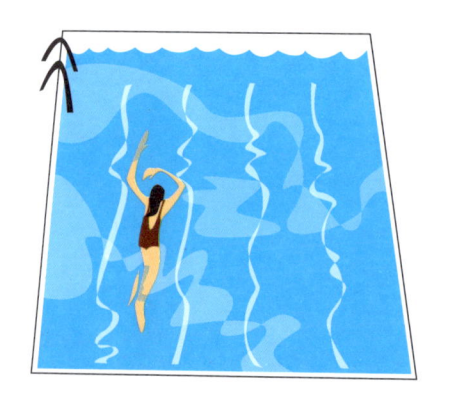

運動量

水泳から最大限の効果を得るためには、ある程度の時間泳ぎ続ける必要があります。そうすることにより、筋肉がつき心血管系の体力が向上します。休むことなく自分のペースで30分間泳ぎ続けることにより、持久力をつけることができます。疲れたら休みます。短時間の休憩を2～3回入れるだけで30分間泳ぎ続けられるようになるまで、水泳時間を5分ずつ徐々に延ばしていきます。犬と水遊びをする場合や他の水中運動をする場合も、時間を同様に計算します。活動し続けている間ずっとカロリーは燃焼し続け、心臓と筋肉は働き続けるでしょう。

犬に水泳をさせる場合

特に関節や骨に問題のある犬や高齢犬にとって水泳は最適な運動です。水の浮力が体重を支えるため、きしむ関節に負担をほとんどかけずに遊んだり体力づくりをしたりすることができます。

あなたが湖や池の近くに住んでいるのであれば(川は水面下の流れが速いため、犬の水泳には最適とはいえません)、水泳は無料の娯楽と

運動を提供します。あなたが水泳に適した気候の地域に住んでいるのであれば、1年中運動できます。ただし、犬を水泳させることが法律で認められている水場か、また、水に農薬が含まれていないかを必ず確認してください。驚くべきことに、ペット専用の屋内・屋外水泳施設がある国もあります。

注意!
決して犬を水に投げ入れないでください。犬の不安を強めるばかりか、おそらく犬は二度と泳ごうとは思わなくなるでしょう。

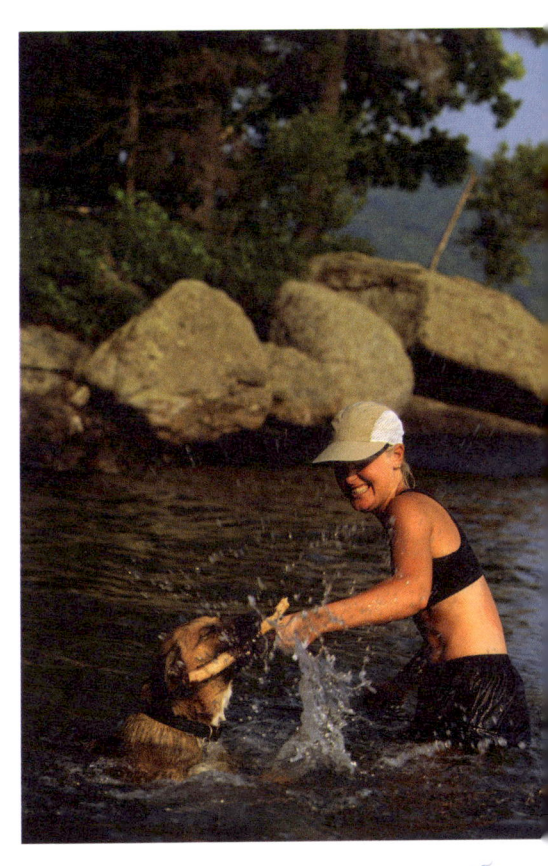

愛犬は泳げるか

次のような犬種は、生まれつき泳ぐことができません。
- ブルドッグ
- バセット・ハウンド
- ダックスフンド
- グレーハウンドなどの体脂肪率の低い犬種(低体温症に陥る危険性あり)

しかし、これらの犬種が水を楽しむことができないというわけではありません。泳げない犬種であっても、水深が浅い場所で遊ぶこと、ボールやフリスビーをキャッチすることや、少し深い所までお気に入りの玩具を探しに行くことを楽しめます。

専門家は一部の犬が泳げないというのは俗説だと主張しています。ある種の犬種の身体は水泳に適していませんが、幼い頃から水に慣れさせ、泳ぎを"教え"、救命具を装着させれば、犬は間違いなくあなたと水中で過ごすことができます。

右 すべての犬が水好きとは限りません。決して犬に泳ぎを強制せず、犬が水に入った場合には、目を離さないようにしましょう。

水中トレーニング 99

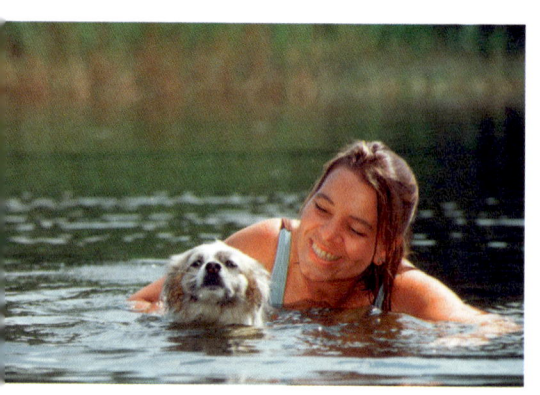

上　犬が水に入ることに慣れるまで、一緒に入りましょう。

初めて水に入れる時

犬を初めて水に入れる時には、あなたも濡れる覚悟をしておきましょう。水に入り、陽気に呼びかけ犬を誘います。犬を水に誘導するため、トリーツや水に浮く玩具を使用しても構いません。また、この場合、「見よう見まね」も有効です。別の犬が周りで楽しそうに泳いでいるのを見れば、愛犬もきっと水に入りたくなるでしょう。犬が躊躇する場合には、ひと休みしてからもう一度試しましょう。

犬が過体重の場合、陸上で関節や骨に過度の負担をかけずに十分な運動をさせるのは難しい可能性があります。
水泳は水の浮力に支えられた状態でできる優れた運動で、陸上での運動の不足分を補うことができます。

楽しむ

水遊びをすること、玩具を投げて取りに行かせること、水に飛び込ませることや、水から飛び出させることから始めましょう。あなたが自分のペースで長時間泳ぐ時には一緒に泳がせ、あなたに追いつくことに挑戦させましょう。犬を褒めて自信を持たせ、玩具を手に持って泳ぎながら誘いましょう。

ゲーム

水中でもさまざまなゲームをすることができます。プールまたは池の向こう側まで泳いで行き、玩具を持ち上げます。犬が玩具に向かって泳いできたら、違う方向に投げ、犬より先に玩具にたどり着くよう泳ぎます。

愛犬が生まれながらのサッカー選手なら、水に浮くタイプの障害物をいくつか購入し、ボールを鼻でつつきながら、障害物の周りをジグザグに泳がせます。あなた自身ももう1個のボールで同じことをします。ペースを緩めないようにしましょう。

安全対策

犬とできるだけ安全に、問題が起こらないよう水泳をするために考慮すべきアドバイスをいくつか次に示します。
● ボート、水上スキーヤーや幼児がいる場所を避けましょう。犬が恐怖を覚え、過度に興奮するおそれがあります。
● 水泳後は、犬の身体から塩水や塩素を十分に洗い流しましょう。
● 水に安全に出入りできる浅瀬や岸があること

を確認しましょう。
- 水泳後、走り回りながら身体を乾かす時間を与えましょう。悪寒や四肢の痛みを予防できます。
- 池や海で泳ぐ場合には、新鮮な飲み水を与えましょう。池や海の水を犬に飲ませるべきではありません。
- 自宅にプールがある場合には、あなたが監視していない時に犬が泳ぐことがないよう、はしごを引き上げ、プールの入り口に鍵をかけておきましょう。多くの人々が、裏庭のプールでの悲劇的な溺死事故により犬を亡くしています。これらの事故は、犬がプールから脱出できず、救助できる人がそこにいなかったことを原因としています。

救命具

犬のいつもの運動に水泳を定期的に取り入れることを計画しているのなら、犬用救命具は大変有益な買い物かもしれません。犬が誤って溺れた場合や急激に疲労した場合に、犬の身体を水上に浮かせて保持することができます。

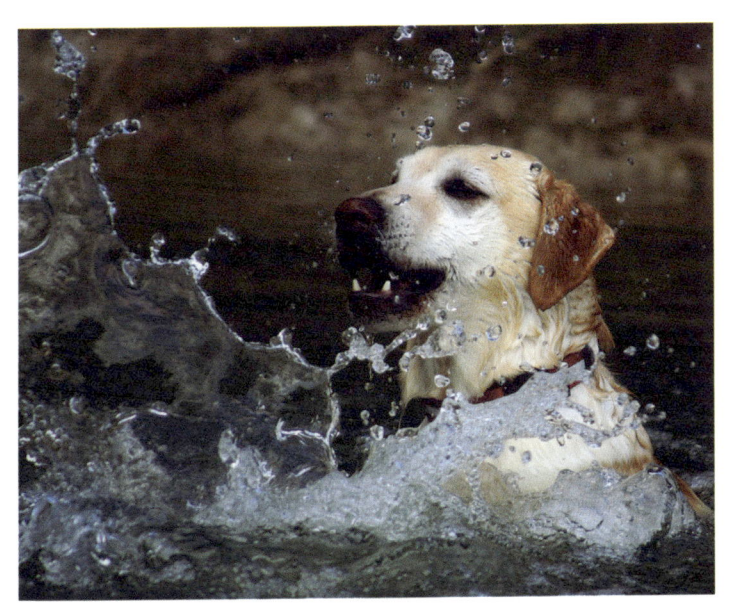

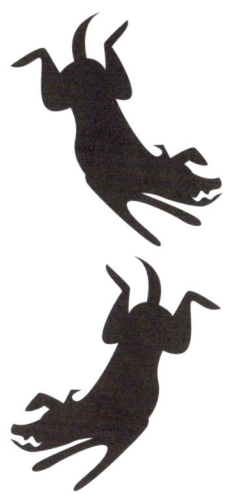

左 犬は気持ちのよい水しぶきを楽しむことしかしないかもしれませんが、それだけでも運動になります。犬にそれ以上のことを強制してはいけません。

水中トレーニング 101

クールダウン

あなたと犬が運動後の興奮状態にある時には、クールダウンはそれほど重要でないように思うかもしれません。しかし、クールダウンには多くの効果があり、あなたと犬の体力をピークに近づけやすくします。

クールダウンには、5分間の軽いジョギングまたはウオーキングの後、5～10分間のストレッチを行ってください。クールダウンには次のような効果があります。
- 体温を下げる
- 痛みや筋けいれんの原因となりうる老廃物の排泄を促す
- 筋肉の緊張をゆるめ、可動範囲を広げる。
- めまいや失神の予防効果が期待できる。
- 血糖値異常や血圧上昇の原因となりうるアドレナリン分泌を止めるよう身体に信号を送る。
- 心拍数を安静時の状態に戻す。

どのようなストレッチがよいか

ウオーミングアップの運動（p. 58～59）はすべてクールダウンにも適しています。全身を十分にストレッチしクールダウンするため、次の運動を追加しましょう。

胸部のストレッチ

1. 両足を肩幅より少し広く開いてまっすぐ立ち、膝をわずかに曲げます。

2. 手の平を上に向けた状態で、両腕を地面と平行に横に伸ばします。

3. 両腕をできるだけ後方に引っ張ります。この時、胸全体が十分に伸びているのを感じてください。

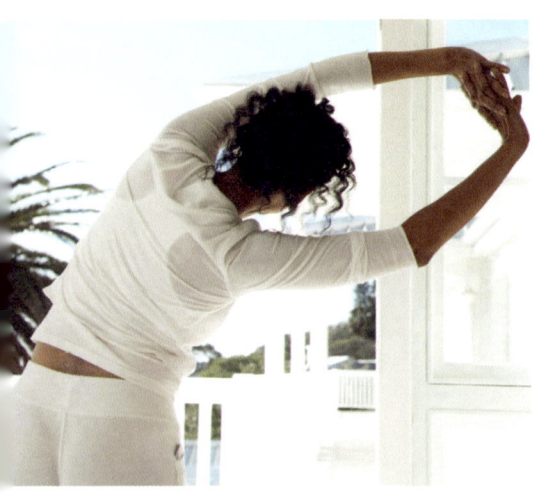

上背部のストレッチ

1 両足を肩幅より少し広く開いて姿勢よく立ち、膝をわずかに曲げます。

2 両手の指を組んだ状態で、両手をできるだけ前に伸ばし、上背部をリラックスさせます。

3 肩甲骨の間が伸びているのを感じてください。

肩のストレッチ

1 両足を肩幅より少し広く開いて姿勢よく立ち、膝をわずかに曲げます。

2 右腕を地面と平行に胸の前に伸ばします。

3 左肘を上に曲げ、右腕を下からすくうように押さえて胸の方に引き寄せます。右肩が伸びているのを感じてください。

4 反対側のストレッチも行います。最初から繰り返します。ストレッチ回数は2～3回ずつが適当です。

犬のクールダウン

犬のクールダウンには、帰り道で「臭い嗅ぎのための休憩」を十分とらせながらゆっくりと静かに散歩させるのが最適です。あなたは犬が動くたび自然にストレッチしていることに気づくでしょう。また、長時間運動した後には止まって休憩し、犬の活動を静めましょう。

ほとんどの犬はちょっとしたマッサージが好きです。マッサージは筋肉の緊張を緩めるとともに、筋肉に老廃物が蓄積するのを防止します。マッサージ法としては、犬の脚を静かに引っ張ります。時間は2～3分で十分です。この時、あなたも腰を曲げれば、あなた自身のストレッチにもなります。犬に必ず冷たい水を与えましょう。非常に暑い日には、体温を安全な範囲まで下げるため、近くの水飲み場やスプリンクラーを使って犬に水をかけましょう。

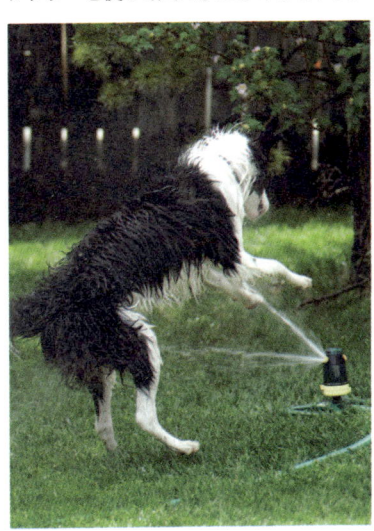

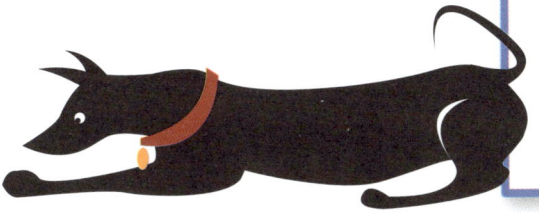

プログラムを継続させるには

最大の成功をおさめるためには、健康と体力の目標を優先事項とする必要があります。体重の最終目標と理想的な体力レベルを達成する過程では、ライフスタイルに合わせて、ルールを少し変更しても構いません。

忙しく活動し続けること

週1回のペースで運動レベルを上げ続けていけば、目標達成の勢いを維持できるでしょう。いつもの運動を退屈に感じたら、本書に示した他の運動を取り入れてみましょう。運動はウオーキングやランニングだけではありません。犬と定期的にゲームをするだけでも心拍数を上げることができます。また、愛犬と一緒にしない運動も検討してみましょう。スキー、ロッククライミング、渓谷散策など、ピラティス、ヨーガなど挑戦したい場合や、友人とテニスをしたい場合もあるでしょう。高めた体力を利用して運動の機会を探り、あなたが実行できる運動を最大限に活かしましょう。

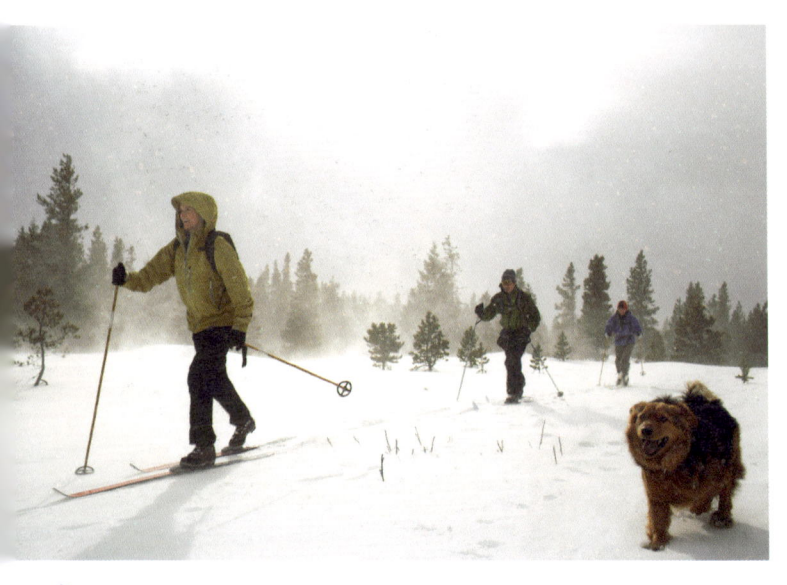

左 目標を達成する過程では、新たな健康および体力のレベルに合わせてプログラムを調整しても構いません。

愛犬が運動の機会を逃すことが心配な場合には、快く引き受けてくれる10代の若者に時々アルバイトを頼み、犬と遊んでもらいましょう。あなた自身がしたい活動を行っている間、犬もくたくたになるまで走り回ることができます。

20:80ルール

あなたが栄養計画に熱心に取り組んできたのなら、一歩下がっても構いません。体重維持の秘訣は、定期的な運動を続け、健康的な食事プログラムを「ほとんどの時間」守ることです。目標体重の達成後は、好きな物を少し多めに食べ始めても構いません。すなわち、食事（カロリー）の80%をピラミッド構造（p.37を参照）に基づいて摂取している限り、残る20%に少量のごちそうを取り入れることができます。今後は、食事の20%をもう1杯のワイン、1切れのチョコレートケーキや、近所のパスタバーのクリーミーなごちそうといった楽しみに使うことができます。時々食べる分には、全体目標から逸脱する心配はまずないでしょう。

目標を下げないこと

活動を維持し続けているか、活動度を少しずつ上げている限り、あなたは維持の方向に向かっているといえます。目標達成とは、体力がついたと感じた途端に活動を止めることではなく、生涯にわたり活動を続けることを意味します。今では犬も自分の新しい日課を理解し、あなたとの運動を心待ちにするようになっているでしょう。また、新しい食生活にも慣れ、気分や行動全般が大きく改善されているでしょう。

モチベーションを保つには

あなたが良好な体力レベルに達した場合、停滞期に入った場合や、モチベーションを保つのが難しいと感じた場合には、あなたの状態と興味に合わせてプログラムの微調節にもう少しエネルギーを使う価値があります。

1 目標を持ち続けることが重要です。何らかの目標がなければ、日課を守ることは難しいでしょう。目標を書き留めることも、モチベーションの維持に役立つでしょう。

2 目標（または中間目標）を達成した時には、自分にごほうびをあげることを忘れないでください。外でのディナー、週末の小旅行、新しい服など何でも構いません。楽しみに待つものがあれば、モチベーションを維持しやすくなります。

3 臨機応変に対応することを忘れないでください。忙しすぎてトレーニングができない場合や、単に気が乗らない場合には、運動を1日か2日休みましょう。重要なことは、気分が回復したら、運動を再開することです。

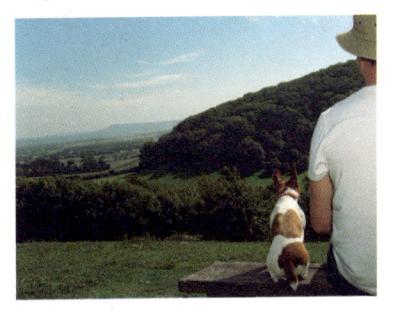

変化をつける

最高の運動プログラムであっても、それが日課になれば、少しずつ退屈になってきます。そのような時には、少し変化をつけたり、別の種類の運動を取り入れたりすることにより、あなたと犬のモチベーションを確実に保つことができるでしょう。

ペースを変えてみる

ウオーキングやランニングのペースを上げたり落としたりしましょう。気分や天候によってペースを選んでみましょう。また、景色を楽しむためにペースを落としたり、目標心拍数に到達するようペースを上げたりしてみましょう。インターバルトレーニングの大部分を、1回10分のランニング、ウオーキング、ジョギングを交互に行うことに変更してみましょう。

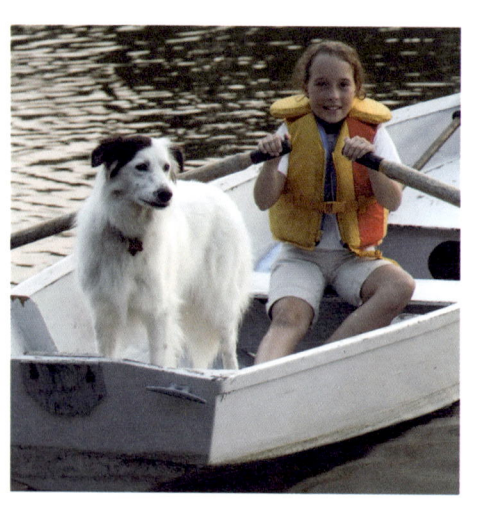

ルートを変えてみる

毎日のウオーキングに違う公園や森林地帯を選んでみましょう。新しい通りや裏道を散策してみましょう。週末には少し遠出をしてビーチや湖を訪れたり、急な斜面に挑戦したりしてみましょう。ライフスタイルをより活動的に変えることには、新たな選択肢を模索し、それらを利用することも含まれます。

友人とチームを組んでみる

犬も飼い主もちょっとした仲間づきあいを楽しいと感じるものです。同じ目的を持った友人と集い、週末に田園地帯の散策や森林地帯の散歩をしてみたり、公園で競争をしてみたり、川沿いをスケートしたりしてみませんか。新たな選択肢の模索に熱心な飼い主グループに参加してみましょう。犬にとってもあなたにとっても刺激になるでしょう。このようなグループに定期的に参加すれば、プログラム継続の意欲が高まるでしょう。

左 日課に変化をつけるため、いろいろな運動場所を探したり新たな活動に挑戦してみたりしましょう

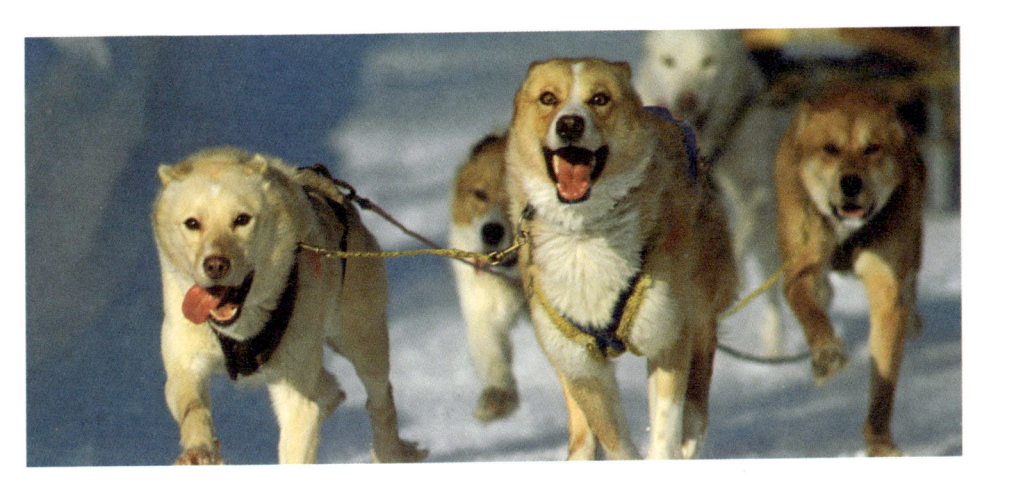

上　愛犬がそり犬種であるなら、冬季にそり引きを学ぶことができます。

季節ごとの楽しみ

　特に雪が膝の高さより深く積もる地域では、真冬の散歩は過酷なものになると予想されます。夏には、暑さの中での激しい運動が危険すぎる時期もあるでしょう。工夫をしてみましょう。地域内に犬と飼い主のための屋内活動を主催している組織がないか調べてみましょう。自宅に障害物コースを作りましょう。クロスカントリースキーや水泳の方法を習得し、犬を一緒に連れて行きましょう。あなたが求める限り、選択肢は無限にあります。例えば、ほとんどの犬種の犬にそり引きを習う場を提供している組織が数多く存在することをご存知ですか。参加してみませんか。

運動の種類を増やす

　毎日の運動に変化をつけてみましょう。腕立て伏せ、腹筋運動、ディープスクワットを数回取り入れたり、フリーウエイトトレーニングを行ったり、ジムのクラスに参加したりすることにより、レジスタンス(筋力)運動の量が増えます。その結果、筋肉が付き、体脂肪が燃焼しやすくなります。

新たな目標を設定する

　目標達成後、さらに高い目標を目指す必要があるかもしれません。犬に水泳を教える、インラインスケートをマスターするといった定期的な課題を自分自身に与えましょう。台所では、新しいレシピを独習したり、異国の料理をマスターしたりすることができます。例えば、タイ料理や日本料理はきわめて栄養価が高く、しばしばローカロリーです。食事の時間を楽しいものにすれば、プログラムを一層楽しんで継続することができるでしょう。

高齢犬の場合

高齢犬にあなたの新たな生活習慣について来させることは必ずしも簡単でなく、安全面で問題がある場合もあります。しかし、犬の年齢に関わらず、運動は体力維持や、高齢に伴う多くの疾患の予防にきわめて重要です。

愛犬が高齢犬の場合

犬は年齢を重ねるに従い、頭の回転が遅くなる場合があります。運動は酸素を豊富に含んだ血液の脳への供給量を増加させることにより、脳の老化を遅らせる効果があります。それ以外に、運動には加齢に伴う多くの疾患(骨粗鬆症、関節炎、心疾患、糖尿病、過体重など)を予防する効果もあります。

加齢に伴う消耗

あなたは愛犬が高齢になると、活力の低下に気づくでしょう。若い頃より疲れやすく、よく眠るようになります。脚、股関節や肩関節にこわばりがある場合があります。これは加齢に伴う正常な消耗の場合もあれば、古傷を原因とする場合や関節炎の徴候である場合もあります。ランニングなど、無理な運動もあるかもしれませんが、愛犬が軽い水泳をすること(ローインパクト)、あなたとゆっくりジョギングすることや、平坦な場所で定期的に長時間の散歩をすることに挑戦できない理由はありません。

老化の程度

一般に、大型犬は小型犬より早く老化が始まります。例えば、セント・バーナードの場合、早くも6歳で老犬とみなされます。しかし、中型犬の場合、9〜11歳になるまで老化の徴候がみられないのが通例です。そして、トイ・プードルなどの小型犬種は、おそらく11歳以上になるまで老化の徴候がみられないでしょう。犬種別の高齢に分類される具体的な年齢については、p.45をご覧ください。

上 高齢犬にも運動は必要です。運動時間を減らしたりペースを落としたりして運動させましょう。

> **注意！**
> 犬の息切れがひどくないか、頭や尾が垂れていないか注意を怠らないようにしましょう。咳をする場合や、運動後に5分間休憩しても呼吸が正常に戻らない場合には、獣医師を受診し、心臓を検査してもらいましょう。

高齢犬と運動する場合

　高齢犬とフェッチ遊びをする際には、犬が若かった頃よりボールや玩具を投げる距離を少し短くし、回数を減らしましょう。そして、ある程度の年齢に達したら、フェッチ遊びは止め、散歩や水泳に専念することが望ましいでしょう。

　犬はあなたを喜ばせるためなら何でもするということを心に留めておいてください。このことは、犬はあなたに期待されていると考えると、ランニングや遊びの際、無理をする傾向にあることを意味します。あなたは状況を慎重に判断し、それに応じて運動の激しさや時間を調整する必要があります。

　高齢犬には自宅での運動も適しています。運動時にはカーペットが敷かれた場所と犬が気に入っている玩具のひとつを使います。ルールを少し変更すれば、比較的狭い場所でフェッチ・ゲームをすることができます。また、ゲームに、犬が寝返りを打つ動作や、あおむけに寝転がった状態で宙を蹴る動作を取り入れたくなるかもしれません。

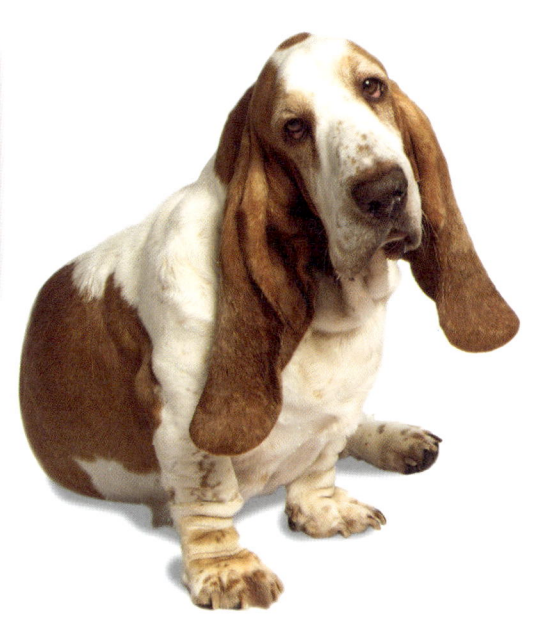

上　あなたは犬より長時間、犬より速いペースで運動できるかもしれませんが、犬を留守番させる必要はありません。あなたのトレーニング中は木陰で休憩をさせておけばよいのです。

> 高齢犬の関節には、短時間の散歩を2回する方が長時間の散歩を1回するより負担がかかりません。獣医師の許可が得られれば、散歩を早歩きで行っても構いません。ほとんどの高齢犬の場合、1回の散歩時間は20分で十分です。

Index

A

BARF(骨と生肉の食事）ダイエット 44
BMI(体格指数) 24-5
MHR(最大心拍数) 49
WHR(ウエスト/ヒップ比) 19

あ

足裏の怪我予防 66, 67, 70
アジリティコース 54, 57, 82-3
アジリティ種目
　ウィービング 88
　円周歩行/後方歩行 86
　シーソー 88
　ジャンプ 84-5
　タイムトライアル 92-3
　テーブル上での「静止」 89
　トンネル 90-1
　ハードル 85
　フラフープ 87
暑い天気 67
犬における食物繊維の働き 42-3
犬におけるビタミンの働き 43
犬の熱中症 67
犬のボール運動 79-80
犬のリードを離す場合 64-5
犬用ブーツ 66, 67
胃捻転 34
インラインスケート 51, 96-7
ウィービング運動 88
ウエートリフティング 50
ウエストサイズ 25
ウエスト/ヒップ比(WHR) 19
ウオーキング 49, 50, 60-3
長距離 64-7
ウオーミングアップの運動 58-9
うつ病 15, 17
運動の効果
　犬 16-17
　人間 14-15
運動の準備 34-5
栄養
　犬 42-7
　人間 36-41, 105
円周歩行 86
円周歩行/後方歩行 86
お腹の肉をつまんで
　1インチあること 25

か

開始
　犬 52-3
　人間 48-9
外胚葉型 18
間食
　犬 46-7
　人間 41, 65
缶詰タイプのドッグフード 44
寒冷条件 67, 107
救命具 101
クールダウンの運動 102-3
血圧 14, 17
健康診断 34
犬種
減量目標
　犬 44
　人間 36
仔犬 35, 45, 69
交通安全 63
高齢犬 23, 34, 45, 108-9
高齢者 20-1

コーン・スラローム 81
骨粗鬆症 15
ごほうび 105
コレステロール 14, 17, 38, 39

さ

サイクリング 71, 94-6
最大心拍数(MHR) 49
サッカー 80
シーソー 88
脂肪 38-9, 42
ジャンプ 84-5
柔軟性 48
ジョギング 68-71
食事 「栄養」を参照
食事時間と運動 34
食品ピラミッド 37
水泳 98-9
水中トレーニング 98-100
　安全性 100-1
スキー 107
ストレッチ運動 58-9, 102-3
そり引き 107

た

体形
　犬 22-3
　体重 27
　人間 18-19
　必要運動量 53
　必要な食事量 46
体重の評価
　犬 26-7
　人間 24-5
タイムトライアル 92-3

体力維持	104-7
炭水化物	40, 42-3
タンパク質	40, 42
長距離ウオーキング	64-7
テーブル上での「静止」	89
糖尿病	15, 19
ドッグ・ビスケットのレシピ	47
ドッグリュック	67
ドライタイプのドッグフード	43-4
「ドロップ」のコマンド	76
トンネル	90-1

な

内胚葉型	18
妊娠／授乳中の犬	35, 45
飲み水	35, 43, 66

は

ハードル	85
肥満の危険性	12-13
フェッチ・ゲーム	74-7
「プッシュ」のコマンド	79-80
フットウエア	
犬	66, 67
人間	66, 70-1
フラフープ	87
フリスビー	77
閉経期	18
ペースアップ	
犬	54-5
人間	50-1
ベジー・バイツ	47
変化をつける	106-7
棒切れ／木の枝	77
ボール	77, 78-9

ボールゲーム	
コーン・スラローム	81
サッカー	80
ドギー・ボール	79-80
ボール・ボクシング	79
モンキー・イン・ザ・ミドル	79

ま

ミネラル	43
目標の設定	105
モチベーションの維持	105
モンキー・イン・ザ・ミドル	79

や

有酸素運動	48
洋ナシ型体形	19

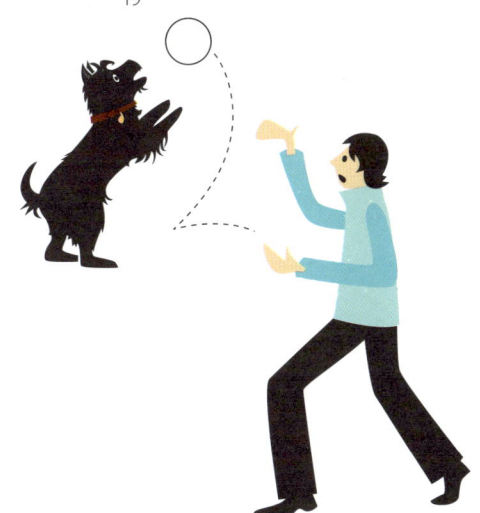

ら

ライフスタイルに関する質問表	
犬	30-1
人間	28-9
リード	
インラインスケート	97
サイクリング	95
ジョギング	71
リンゴ型体形	19
レジスタンス運動	48
レトリーブ	74-6

ガイアブックスの本

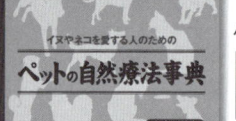

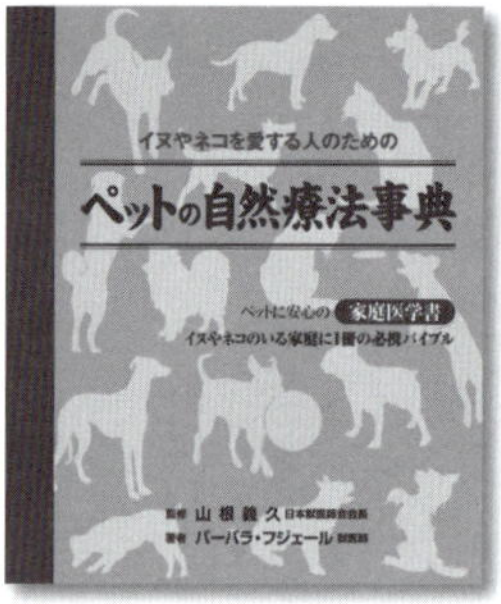

イヌやネコを愛する人のための
ペットの自然療法事典

バーバラ・フジェール著　山根 義久 監修

第一線で活躍する獣医師によって書かれたナチュラルメディスンの決定版

ホリスティック獣医療に関する総合百科

A5 変形
オールカラー
644 ページ
上製本
本体価格 **4,300 円**

本書が目指していることは、あなたのペットの健康を改善するための道案内と情報を提供すること。現代西洋医学と補完医学の両方の長所を統合させて、ペットの最良の健康と幸福をサポート。

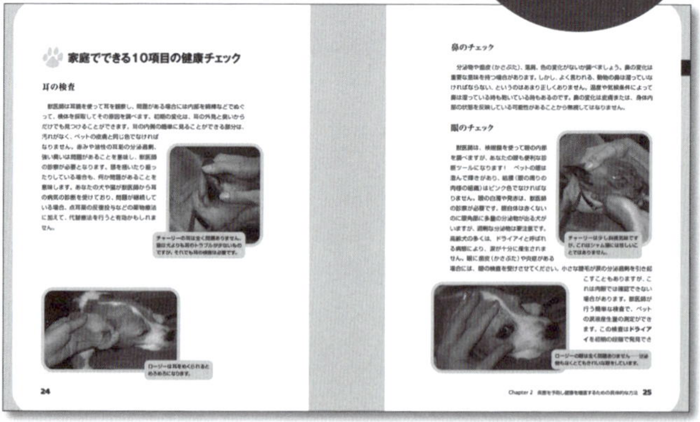

Get Fit With Your Dog
愛犬と一緒にメタボ運動

発　　行　2009年4月1日
発 行 者　平野　陽三
発 行 元　ガイアブックス
　　　　　〒169-0074
　　　　　東京都新宿区北新宿3-14-8
　　　　　TEL.03（3366）1411
　　　　　FAX.03（3366）3503
　　　　　http://www.gaiajapan.co.jp
発 売 元　産調出版株式会社

Printed in Malaysia

著者：　カレン・サリバン（KAREN SULLIVAN）
栄養士。健康とフィットネスに関する書籍や記事の執筆で知られている。犬に関する著作も数多く執筆。肥満問題に関する会議の議長や新聞雑誌の専門委員会の委員も務めているほか、栄養に関する講演や、ラジオやテレビのレギュラー出演も行っている。

翻訳者：　出田　陽子（いずた ようこ）
名古屋市立大学薬学部卒業。外資系製薬会社の創薬研究者を経て、医薬・バイオ分野の各種翻訳に従事。

Copyright GAIA BOOKS INC. JAPAN2009
ISBN 978-4-88282-692-7 C0077

落丁本・乱丁本はお取り替えいたします。
本書を許可なく複製することはかたくお断りします。